Wer schön sein will, muss leiden?

Anika Bauer
Silja Vocks
Tanja Legenbauer

Wer schön sein will, muss leiden?

Wege zu einem positiven Körperbild – ein Ratgeber

2., überarbeitete Auflage

hogrefe

Dipl.-Psych. Anika Bauer, geb. 1983. Seit 2012 Wissenschaftliche Mitarbeiterin am Lehrstuhl für Klinische Psychologie und Psychotherapie der Universität Osnabrück.

Prof. Dr. Silja Vocks, geb. 1972. Seit 2011 Professorin für Klinische Psychologie und Psychotherapie an der Universität Osnabrück.

Prof. Dr. Tanja Legenbauer, geb. 1973. Seit 2014 Professorin für Klinische Psychologie und Psychotherapie in der Kinder- und Jugendpsychiatrie an der LWL Universitätsklinik Hamm, Medizinische Fakultät der Ruhr-Universität Bochum.

Bibliografische Information der Deutschen Nationalbibliothek
Die Deutsche Nationalbibliothek verzeichnet diese Publikation in der Deutschen Nationalbibliografie; detaillierte bibliografische Daten sind im Internet über http://dnb.dnb.de abrufbar.

Die erste Auflage des Ratgebers ist unter der Autorenschaft von Tanja Legenbauer und Silja Vocks mit dem Titel „Wer schön sein will, muss leiden? Wege aus dem Schönheitswahn – ein Ratgeber" erschienen.

Hogrefe Verlag GmbH & Co. KG
Merkelstraße 3
37085 Göttingen
Tel.: +49 551 999 50 0
Fax: +49 551 999 50 111
E-Mail: verlag@hogrefe.de
Internet: www.hogrefe.de

Umschlagabbildung: © Rolf Schulten, Berlin
Satz: Beate Hautsch, Göttingen
Druck: Hubert & Co., Götingen
Printed in Germany
Auf säurefreiem Papier gedruckt

2. Auflage 2016

(E-Book-ISBN [PDF] 978-3-8409-2716-4; E-Book-ISBN [EPUB] 978-3-8444-2716-5)
ISBN 978-3-8017-2716-1
http://doi.org/10.1026/02716-000

Inhaltsverzeichnis

Einleitung ... 7

1 Was sind Essstörungen? ... 11
1.2 Was bedeutet es, an einer Magersucht zu leiden? ... 12
1.3 Was bedeutet es, an einer Bulimie zu leiden? ... 14
1.4 Welche Ursachen und Auslöser für Essstörungen gibt es? ... 16

2 Die vier Komponenten eines negativen Körperbildes ... 20
2.1 Warum wird das Körperbild in vier Komponenten unterteilt? ... 20
2.2 Wie wir unseren Körper wahrnehmen ... 23
2.3 Welche Rolle spielen Gedanken über den Körper hinsichtlich des Körperbildes? ... 23
2.4 Wie wirken sich Gefühle auf das Körperbild aus? ... 26
2.5 Verhaltensweisen, die mit einem negativen Körperbild in Zusammenhang stehen ... 31
2.6 Störungen des Körperbildes ... 33
2.7 Kriterien für eine Störung des Körperbildes ... 33
2.8 Modell zur Entstehung und Aufrechterhaltung eines negativen Körperbildes ... 34

3 Spieglein, Spieglein an der Wand – wer ist die Schönste hier im Land? ... 39
3.1 Wer entscheidet, was schön ist? ... 39
3.2 Die Entwicklung eines negativen Körperbildes ... 48

4 Kleider machen Leute – Gedanken auch? ... 61
4.1 Die schwarze Gedankenbrille erkennen ... 62
4.2 Verschiedene Typen automatischer Gedanken ... 72
4.3 Eine neue Sicht auf die Dinge – Gedanken verändern ... 77

5 Lernen, den Körper anders zu sehen 86
5.1 Die Vogel-Strauß-Technik – Was ist eigentlich Vermeidungsverhalten? 87
5.2 Übung macht den Meister – Vermeidungsverhalten abbauen 93
5.3 Die Schokoladenseite entdecken ... durch die rosarote Brille geblickt 104
5.4 Von einem, der auszog, das Fürchten zu lernen – Außenübungen 109

6 Ich liebe ihn, ich liebe ihn nicht 121
6.1 Wer schön sein will ... darf genießen? – Aufbau positiver Aktivitäten 123

7 Ende gut, alles gut? – Rückfällen vorbeugen .. 137

Anhang 147
Weiterführende Literatur 149
Zitierte Literatur 150
Internetlinks 153
Bildnachweis 158

Einleitung

Schlankheitswahn und Schönheit – Leitbegriffe unserer heutigen Kultur?

Wohin wir auch blicken, begegnen uns heutzutage schlanke, perfekt aussehende Frauen – allerdings weniger im normalen Alltagsleben als in Frauenzeitschriften, in Filmen und Fernsehserien, auf Plakatwänden sowie im Internet. Die Medien vermitteln durch diese Omnipräsenz ein Schönheits- und Schlankheitsideal, das maßgebend für eine ganze Generation junger Frauen geworden ist und dessen Verwirklichung für viele eine so große Bedeutung hat, dass hierfür selbst radikalste Maßnahmen in Erwägung gezogen werden. Die Anzahl durchgeführter Schönheitsoperationen nahm in den letzten Jahren zu, ebenso ist die Häufigkeit gestörten Essverhaltens deutlich angestiegen. Woher kommt das? Warum versuchen viele Mädchen und Frauen, einem genormten Schönheitsideal zu entsprechen, welches vor allem durch messbare Größen wie den Body-Mass-Index oder das Verhältnis von Taille und Hüfte charakterisiert ist? Es scheint, dass individuelle Besonderheiten als unerwünscht empfunden werden, insbesondere, wenn sie von gängigen Attraktivitätsvorstellungen abweichen. Doch nicht jede Frau eifert diesem propagierten Schönheitsideal nach. Vielen gelingt es, auch ohne perfekten Körper glücklich und zufrieden mit sich, ihrem Aussehen und ihrem Leben zu sein. Was sind also die Mechanismen und Ursachen, die bei einigen dazu führen, sich dem Streben nach Schönheit und Perfektion zu verschreiben und hierfür körperliche und seelische Bedürfnisse zu ignorieren?

Wie viel Leid und Qual aus dem Streben nach Schön- und Schlankheit entstehen kann, bleibt oft verborgen. Häufig befinden sich die Betroffenen in einer Abwärtsspirale, die mit einer allgemeinen Körperunzufriedenheit beginnt und mit einem negativ verzerrten Körperbild im Sinne einer Körperbildstörung endet. Ein negatives Körperbild bzw. dessen Entstehung ist oft mit gestörtem Essverhalten, überhöhten Leistungsansprüchen und niedrigem Selbstwertgefühl verbunden. Oftmals stellen die angestrebte Gewichtsabnahme, der schlankere Körper und die vermeintlich gewonnene Attraktivität einen unbewussten Versuch dar, individuelle Probleme und Unzulänglichkeiten zu lösen, ohne dass die Wechselwirkungen dieses Teufelskreises wahrgenommen werden. Die Entwicklung einer klinisch relevanten Essstörung wie Magersucht (Anorexie) oder Ess-Brechsucht (Bulimie) ist nicht selten.

Dieser Ratgeber möchte darüber informieren und aufklären, wie ein negatives Körperbild entsteht, welche Folgen es hat und wie man aus dem Teufelskreis negativer Körperwahrnehmung wieder ausbrechen kann, um sich selbst und den eigenen Körper wieder annehmen und zu sich und seiner Individualität stehen zu können. Er richtet sich sowohl an Frauen, die an Magersucht oder Bulimie leiden, als auch an Frauen, die sich in ihrem Körper unwohl fühlen und sich und ihren Körper ablehnen, ohne dass eine Essstörung besteht.

In Kapitel 1 gehen wir allgemein auf die Merkmale von Magersucht und Bulimie ein und liefern Ihnen in Kapitel 2 Informationen über Hintergründe der Entstehung und Aufrechterhaltung eines negativen Körperbildes. Wir schließen damit, dass die verschiedenen Aspekte in einem Erklärungsmodell miteinander in Verbindung gesetzt werden.

In Kapitel 3 stellen wir Ihnen die verschiedenen Einflussfaktoren auf das Körperbild noch einmal im Detail vor. Ziel dieses Kapitels ist es, dass Sie am Ende eine Idee davon haben, wie es bei Ihnen persönlich dazu kam, dass Sie eine negative Einstellung zu Ihrem Körper entwickelt haben.

Da das Körperbild von vielen verschiedenen Faktoren beeinflusst wird und somit ein sehr komplexes Konstrukt darstellt, ist es auch schwer zu verändern. Ist das Körperbild erst einmal negativ, erfordert dessen Veränderung einiges an Arbeit. Daher sind in Kapitel 4 bis 7 verschiedene Übungen zur Verbesserung des Körperbildes beschrieben. Zu jeder Übung gehört ein Arbeitsblatt mit Fragen, das Ihnen bei der Durchführung und Interpretation der Aufgaben helfen soll.

Kapitel 4 beschäftigt sich mit Einstellungen und Gedanken, die Sie bezüglich Ihres Körpers haben und zeigt Wege auf, wie Sie daran arbeiten können, diese zu verändern. Daran schließt sich das Kapitel 5 an, welches verschiedene Methoden bei der Bearbeitung eines negativen Körperbildes auf der Wahrnehmungsebene schildert. Dazu gehört, sich mit seinem Körper aktiv auseinanderzusetzen und ihn anzusehen. Dabei sollen sowohl negative als auch positive Aspekte des eigenen Körpers betrachtet werden. Diese Übungen dienen dazu, sich von den Erwartungen der Umwelt frei zu machen und sich mit dem eigenen Körper und dem individuellen Aussehen anzufreunden. In Kapitel 6 werden dann verschiedene Möglichkeiten vorgestellt, dem Körper auf positive Art und Weise, beispielsweise durch den Einsatz von Entspannungsübungen oder anderen angenehmen körperbezogenen Aktivitäten, zu begegnen und darüber die bisherige Vermeidung solcher Aktivitäten abzubauen. In Kapitel 7 geht es abschließend darum, wie Sie Ihre Erfolge stabilisieren, mögliche Schwierigkeiten im Vorfeld erkennen und damit umgehen können.

Es ist sinnvoll, die Kapitel nacheinander durchzuarbeiten, da die Informationen und Übungen zum Teil aufeinander aufbauen.

Sie können die Übungen durchaus allein machen, aber wenn Sie Frauen mit ähnlichen Problemen kennen, können Sie sich vielleicht zusammentun. Die Übungen können teilweise schwierig oder anstrengend sein, so dass es hilfreich sein kann, wenn andere Ihnen zur Seite stehen und Sie sich gegenseitig ermutigen können.

Das Lesen allein kann Sie schon ein Stück weiterbringen, doch wenn Sie grundlegende Veränderungen erreichen wollen, sollten Sie die Übungen auch tatsächlich durchführen. Das Buch ist sicher kein Garant dafür, dass Sie über Nacht ein positives Körperbild gewinnen. Ihre Einstellung zum Körper hat sich über lange Jahre entwickelt, geben Sie sich daher die Zeit, die Sie brauchen, um diese Einstellung wieder zu verändern. Einige werden länger brauchen, andere weniger lang. Versuchen Sie, Ihr eigenes Tempo zu finden.

Sie haben das Recht – und die Verantwortung – Ihren eigenen Körper nach realistischen Standards zu beurteilen, und das Recht darauf, sich in Ihrer eigenen Haut wohlzufühlen (Freedman, 2002).

Osnabrück und Hamm, Herbst 2015

Anika Bauer, *Silja Vocks*
und *Tanja Legenbauer*

1 Was sind Essstörungen?

Fallbeispiel: Frau S.
Ich habe so einen dicken Bauch. Auch wenn alle sagen, dass das nicht stimmt und meine Figur loben, bin ich doch extrem unzufrieden damit – insbesondere, wenn ich etwas gegessen habe und sich der Bauch danach wölbt und noch dicker anfühlt als sonst. Am liebsten würde ich gar nichts mehr essen, damit mein Bauch immer flach bleibt. Mit leerem Magen fühle ich mich direkt selbstbewusster und wohler, gehe lieber mit anderen aus und kann die Zeit mit ihnen eher genießen. Dies ist mittlerweile aber nur selten der Fall, denn fast immer, wenn ich etwas esse, fühle ich mich einfach nur furchtbar unwohl und unattraktiv. Am liebsten verkrieche ich mich dann zu Hause und mag keinen Menschen mehr sehen. Verabredungen habe ich deswegen schon oft abgesagt.

Am Beispiel von Frau S. ist zu sehen, dass das eigene Wohlbefinden mit vielen verschiedenen Aspekten zu tun hat. Zum einen führt die Ablehnung des eigenen Körpers dazu, dass sie nicht gerne ausgeht und sich von ihren Freunden zurückzieht. Sie beschreibt, dass ihr Selbstbewusstsein sehr eng an ihr Aussehen geknüpft ist und ihre Stimmung sehr stark von der wahrgenommenen Figur abhängt. Außerdem richtet sie ihr Essverhalten danach aus, wie sie sich fühlt. Empfindet sie ihren Bauch als aufgebläht und dick, versucht sie, nichts zu essen oder mehr Sport zu treiben, um ihren Körper „in Form" zu bringen. Figur und Gewicht nehmen in ihrem Leben einen zentralen Stellenwert ein.

Nicht bei jeder Frau muss das Ausmaß an Körperunzufriedenheit so stark ausgeprägt sein wie bei Frau S. Die Einschränkungen und auch Auswirkungen auf das Essverhalten sind so schwerwiegend, dass man bei Frau S. eine Essstörung vermuten könnte, wenn die übrigen Kriterien (vgl. Seite 13 ff.) erfüllt sind. Hauptsächlich geht es hierbei um die Symptome der beiden bekannten Erkrankungen Magersucht und Bulimie. Im Vordergrund steht bei diesen beiden Störungsbildern der gestörte Umgang mit Essen.

Bei der Magersucht steht das Auslassen von Mahlzeiten bzw. die vollständige Nahrungsverweigerung mit einer Gewichtsabnahme bis hin zu starkem Untergewicht im Vordergrund, bei der Bulimie hingegen leiden die Frauen an immer wieder auftretenden Essanfällen und damit einhergehendem Erbrechen, um nicht an Gewicht zuzunehmen. Neben diesen Hauptmerkmalen gibt es weitere Symptome, die in der Berichterstattung der Medien eher im Hintergrund stehen. Das negative Körperbild gehört zu den seltener erwähnten Aspekten bei Essstörungen.

Inwieweit hängt nun eine negative Einstellung zum eigenen Körper mit einer Essstörung zusammen? Zunächst einmal konnte in wissenschaftlichen Untersuchungen nachgewiesen werden, dass Frauen, die an einer Essstörung leiden, zumeist auch eine sehr negative Einstellung zum eigenen Körper aufweisen. Oft beschreiben sich die Frauen als zu dick, obwohl ihr Gewicht im Normbereich oder sogar unterhalb der medizinisch empfohlenen Gewichtsgrenzen liegt. Studien zur Körperwahrnehmung zeigten, dass sich Frauen, die an einer Essstörung leiden, bei der Betrachtung des eigenen Körpers weniger ausführlich und negativer beschrieben als Frauen ohne Essstörung, und zudem kaum positive Eigenschaften des Körpers benennen konnten (Tuschen-Caffier, Vögele, Bracht & Hilbert, 2003). Ebenso überschätzten Frauen mit Essstörungen ihre eigenen Körperdimensionen und empfanden sogar ihre Bewegungen als schwerfälliger (Vocks, Legenbauer, Rüddel & Troje, 2007). Da ein negatives und verzerrtes Körperbild somit bei vielen Frauen mit Essstörungen vorzuliegen scheint, wurde dieses Merkmal in die Richtlinien zur Erkennung und Diagnosestellung für Essstörungen aufgenommen. Nachfolgend werden die beiden Krankheitsbilder etwas ausführlicher beschrieben.

1.2 Was bedeutet es, an einer Magersucht zu leiden?

Frauen, die an einer Magersucht leiden, sind auffallend dünn. Sie versuchen, durch Reduktion oder Vermeidung der Nahrungsaufnahme ihr Gewicht möglichst niedrig zu halten. Dadurch geht der Kontakt zum Körper und seinen Bedürfnissen mehr und mehr verloren – wichtig ist vor allem der Kopf, der kontrolliert und steuert. Das Gefühl, autonom und unabhängig zu sein, wird über die Kontrolle des Körpers erreicht.

Betroffene kochen gern und viel für andere, essen selbst davon jedoch nichts oder täuschen das Essen vor. Im Verlauf der Erkrankung kapseln sich Betroffene immer stärker ab. Nichts ist ihnen gut genug. Diese überhöhten Ansprüche und Alles-oder-Nichts-Denken schränken die Lebensqualität zusätzlich ein.

Durch das veränderte Essverhalten kommt es zu verschiedenen körperlichen Folgeerscheinungen wie dem Absinken des Stoffwechsels, des Pulses, des Blutdrucks und der Körpertemperatur, was wiederum zu Müdigkeit, Frieren und Obstipation (Verstopfung) führen kann. Daneben zeigen trockene Haut und brüchige Haare hormonelle Veränderungen an, die sich auch im Ausbleiben der Menstruation und im Extremfall in einer Veränderung der Körperbehaarung (sogenannte Lanugobehaarung) äußern. Bei einer Krankheitsdauer von mehreren Jahren kommt es als Folge der hormonellen Veränderungen auch zu einer verringerten Knochendichte (Osteoporose).

Im Kasten sind die Richtlinien zur Erkennung von Magersucht aufgezeigt. Falls Sie mehrere der Punkte mit „ja" beantworten oder sich in der obigen Beschreibung wiederfinden, würden wir Ihnen empfehlen, sich an eine Beratungsstelle oder einen Therapeuten zu wenden. Informationen zu Beratung sowie Internetadressen finden Sie im Anhang des Buches (vgl. Seite 153 ff.).

Richtlinien zur Erkennung einer Magersucht

	ja	nein
1. Ihr Körpergewicht oder Ihre Figur hat einen sehr hohen Stellenwert für Ihr Selbstwertgefühl.	□	□
2. Sie haben starke Angst vor einer Gewichtszunahme oder davor, dick zu werden, obwohl Sie ein niedriges Körpergewicht haben bzw. sogar erhebliches Untergewicht besteht.	□	□
3. Sie wiegen zu wenig, empfinden dies aber nicht als schlimm, obwohl Außenstehende Ihnen ständig die Rückmeldung geben, Sie seien zu dünn. *oder*	□	□

	ja	nein
Sie wiegen weniger als vom Arzt oder anderen Außenstehenden aus gesundheitlichen Gründen für gut befunden wird. *oder*	☐	☐
Sie weigern sich, das Minimum des für Ihre Körpergröße normalen Körpergewichts zu halten[1].	☐	☐
4. Sie haben stark an Gewicht verloren, indem Sie bestimmte Nahrungsmittel vermieden haben, wie z. B. Speisen mit hohem Fett- oder Zuckergehalt.	☐	☐
5. Sie setzen zusätzliche Maßnahmen der Gewichtskontrolle wie selbstinduziertes Erbrechen, exzessive körperliche Aktivität, Abführmittel oder Appetitzügler ein.	☐	☐

Anmerkung: in Anlehnung an die Diagnosekriterien für Anorexia Nervosa nach DSM-5 (American Psychiatric Association/Falkai et al., 2015)

1.3 Was bedeutet es, an einer Bulimie zu leiden?

Bulimie gilt als die „heimliche Sucht", da Außenstehende aufgrund des meist normalen Gewichts der Betroffenen oftmals nichts von der Essstörung bemerken. Das Essverhalten, welches zu Hause chaotisch und unkontrollierbar ist, erscheint in der Öffentlichkeit meist eher unauffällig. Nach außen hin funktioniert alles perfekt. Im Inneren der Betroffenen sieht es aber meist ganz anders aus: Sie ekeln sich vor sich selbst, haben das Gefühl, abnorm zu sein, schämen sich für das, was sie tun und fürchten vor allem permanent die Konsequenzen der unkontrollierten Kalorienzufuhr. Daher versuchen sie, ihre Essanfälle durch nachfolgendes Erbrechen, exzessiven Sport oder Abführmittelmiss-

[1] Eine tabellarische Übersicht für das medizinische Normalgewicht in Abhängigkeit von der Körpergröße (= Body-Mass-Index (BMI) zwischen 20 und 25) befindet sich im Anhang auf Seite 156/157.

brauch ungeschehen zu machen. Je stärker die Bulimie ausgeprägt ist, desto mehr isolieren sich die Betroffenen, um Zeit für Heißhungerattacken zu schaffen. Die Gedanken kreisen oft nur noch um das Thema „Essen“. Depressive Verstimmungen und Kraftlosigkeit können eine Folgeerscheinung sein. Hinzu kommen häufig finanzielle Schwierigkeiten, bedingt durch den großen Nahrungsmittelkonsum und Ausgaben für Abführmittel.

Die Bulimie hat verschiedene körperliche Folgen, welche sich in der Schwellung der Speicheldrüsen, Zahnschmelzschäden, Speiseröhreneinrissen, Magenwandperforationen sowie Elektrolytentgleisungen, die wiederum zu Nierenschäden und Herzrhythmusstörungen führen können, zeigen. Die Monatsblutung wird unregelmäßig oder kann ganz ausbleiben.

Im Kasten sind die Richtlinien zur Erkennung und Diagnosestellung für Bulimie aufgeführt. Auch hier gilt: Falls Sie sich in den Richtlinien bzw. im oben beschriebenen Symptombild wiedererkennen, empfehlen wir Ihnen, eine Beratungsstelle oder einen Therapeuten aufzusuchen.

Richtlinien zur Erkennung einer Bulimie

		ja	nein
1.	Sie haben starke Angst vor einer Gewichtszunahme oder davor, dick zu werden, obwohl Ihr Körpergewicht im Normalbereich liegt bzw. sogar Untergewicht besteht.	□	□
2.	Ihr Körpergewicht oder Ihre Figur haben einen sehr hohen Stellenwert für Ihr Selbstwertgefühl.	□	□
3.	Sie leiden an Essanfällen, die dadurch gekennzeichnet sind, dass Sie das Gefühl haben, die Kontrolle über das Essen zu verlieren und innerhalb dieser Zeitspanne mehr essen als die meisten anderen Menschen unter ähnlichen Bedingungen.	□	□

	ja	nein
4. Sie setzen Maßnahmen der Gewichtskontrolle wie selbst herbeigeführtes Erbrechen, exzessive körperliche Aktivität, Abführmittel oder Appetitzügler ein, um die Essanfälle ungeschehen zu machen.	□	□
5. Die Essanfälle sowie die kompensatorischen Maßnahmen zur Gewichtskontrolle treten durchschnittlich einmal pro Woche in den letzten drei Monaten auf.	□	□

Anmerkung: in Anlehnung an die Diagnosekriterien für Anorexia Nervosa nach DSM-5 (American Psychiatric Association/Falkai et al., 2015)

Dieser Ratgeber richtet sich nicht nur an Frauen, die an einer Essstörung leiden. Trotzdem möchten wir kurz Bedingungen aufzeigen, die zur Entwicklung einer Essstörung führen können. Leider können wir dabei nicht auf alle Aspekte dieses komplexen Störungsbildes eingehen. Falls Sie an einer Essstörung leiden und ausführliche Informationen zu den einzelnen Störungsbildern suchen, möchten wir Sie auf die im Anhang auf Seite 149 aufgelisteten Ratgeber und Selbsthilfebücher verweisen.

1.4 Welche Ursachen und Auslöser für Essstörungen gibt es?

Für beide Krankheitsbilder gibt es unterschiedliche allgemeine Erklärungsansätze zur Entstehung der Störung. Wichtig ist jedoch, dass ein individuelles Erklärungsmodell erarbeitet wird.

Allgemein wird vermutet, dass folgende Faktoren bei der Entstehung von Essstörungen eine Rolle spielen:

- *Gesellschaftliche Faktoren.* Als wesentliche Risikofaktoren haben sich das gesellschaftliche Schlankheitsideal sowie die veränderte Rollenerwartung an Frauen erwiesen. Einerseits können sich Frauen heutzutage von der traditionellen Hausfrauen- und Mutterrolle distanzieren und beruflichen Erfolg und finanzielle Unabhängigkeit anstreben, andererseits werden ihnen aber nach wie vor die weiblichen

Tugenden der Zurückhaltung, der Fürsorge und vor allem des Schönseins zugesprochen und abverlangt. Der Versuch, diese gegensätzlichen Rollenerwartungen zu erfüllen, mündet oft in Überforderung und Unzulänglichkeitsgefühlen.

- *Individuelle Risikofaktoren.* Individuelle Risikofaktoren können beispielsweise ein Mangel an Selbstwertgefühl und damit einhergehende Selbstunsicherheit, stark ausgeprägter Perfektionismus oder Impulsivität sein. Als relevant für die Entstehung einer Essstörung werden außerdem bestimmte Denkmuster angesehen, die durch eine hohe Anspruchshaltung, absolutistische Forderungen an sich und die Umwelt oder Schwarz-Weiß-Denken gekennzeichnet sind.
- *Familiäre Faktoren.* Die familiäre Situation bei Frauen mit Magersucht ist häufig durch eine übermäßige Orientierung an Normen und hohen Leistungsansprüchen gekennzeichnet. Harmonie und ein starker Familienzusammenhalt werden oft als sehr wichtig angesehen, während Konflikte vermieden und negative Gefühle nicht ausgelebt werden. Die Familienstrukturen bei Frauen, die unter einer Bulimie leiden, sind hingegen oft durch offen ausgetragene Konflikte, widersprüchliche Normorientierung und impulsives Handeln gekennzeichnet. In beiden Fällen wird es den Betroffenen erschwert, angemessene Strategien im Umgang mit Problemen, Konflikten und unangenehmen Gefühlen zu entwickeln.
- *Lernerfahrungen.* Viele betroffene Frauen berichten über familiäre Schlankheits- und Gesundheitsideale, die darauf beruhen, dass der äußeren Erscheinung und dem äußeren Eindruck allgemein eine hohe Bedeutung beigemessen wird. Häufig werden die Bedürfnisse des Einzelnen nicht respektiert, was sich ebenso auf die Wahrnehmung von Körpersignalen wie beispielsweise Hunger und Sättigung auswirken kann. Essen wird in diesen Familien häufig nicht bedürfnisorientiert eingesetzt, sondern als Mittel der Ablenkung, Belohnung und Entspannung betrachtet oder zur Aufrechterhaltung traditioneller Normen und Rituale verwendet.
- *Diäten.* Diäten gelten als Risikofaktor für Essstörungen. Wir wissen dies aus Studien, die speziell Veränderungen von Hunger und Sättigung durch Diät untersucht haben. Das Hunger- und Sättigungsgefühl wird gestört, da die Nahrungsaufnahme nur durch die willentliche Steuerung unabhängig von natürlich auftretenden Körpersignalen geschieht. Zum Beispiel isst man im Rahmen einer Diät abends nur

einen Salat, obwohl der Körper mehr Kalorien bräuchte und Hunger signalisiert. Wird dies über längere Zeit gemacht, verlernt der Körper, die Hunger- und Sattheitssignale richtig zu interpretieren, sodass es zu Kontrollverlust und Essanfällen kommen kann. Außer dem ernährungsbedingten Mangel kommt es auch zu einer Art „seelischen Hungers“, da Dinge, die man sich verbietet, wie z. B. Schokolade im Rahmen einer Diät, umso attraktiver werden.

Wie anfangs beschrieben, ist die Unzufriedenheit mit dem eigenen Körper auf einem Kontinuum zu sehen, an dessen Ende die Entwicklung einer Essstörung stehen kann. Im vorangegangenen Abschnitt haben wir erklärt, welche Symptome mit einer Essstörung einhergehen und welche Rolle das negative Körperbild bei Essstörungen spielt.

Verschiedene Forscher haben versucht, herauszufinden, wie sich aus der Unzufriedenheit mit dem eigenen Körper eine Essstörung entwickeln kann. In mehreren Studien konnte gezeigt werden, dass Körperunzufriedenheit bei Frauen zu einer Zunahme von Diäten bzw. der Reduktion der Nahrungsmittelzufuhr führt, da auf diese Weise eine Veränderung der Figur erreicht werden kann. Dieses restriktive Essverhalten wiederum stellt einen Risikofaktor für das Auftreten eines stark gestörten Essverhaltens und bulimischer Verhaltensweisen dar (Stice & Shaw, 2002). Ausgelöst durch die Unzufriedenheit mit dem eigenen Äußeren gerät man somit in einen Teufelskreis, der zur Entwicklung einer Essstörung führen kann.

Ein Teufelskreis (vgl. Abbildung 1) wird einerseits durch bestimmte Bedingungen ausgelöst, andererseits durch bestimmte Bedingungen aufrechterhalten. Bei einer Person kann sich vor dem Hintergrund eines Konfliktes wie dem Vorhandensein eines niedrigen Selbstwertgefühls gepaart mit perfektionistischen, familiär geprägten Leistungsansprüchen und der Verinnerlichung des in den Medien vorherrschenden Schlankheitsideals Unzufriedenheit mit dem eigenen Körper und restriktives Essverhalten entwickeln. Der daraus resultierende körperliche Mangelzustand kann wiederum zu Heißhungerattacken führen, die durch psychosoziale Belastungen wie Probleme in der Schule, im Studium, am Arbeitsplatz oder im Privaten mit ausgelöst oder verstärkt werden können. Die Aufrechterhaltung kann durch die resultierende Ablenkung von den Problemen, emotionale Entlastung oder den Abbau von Stress erklärt werden.

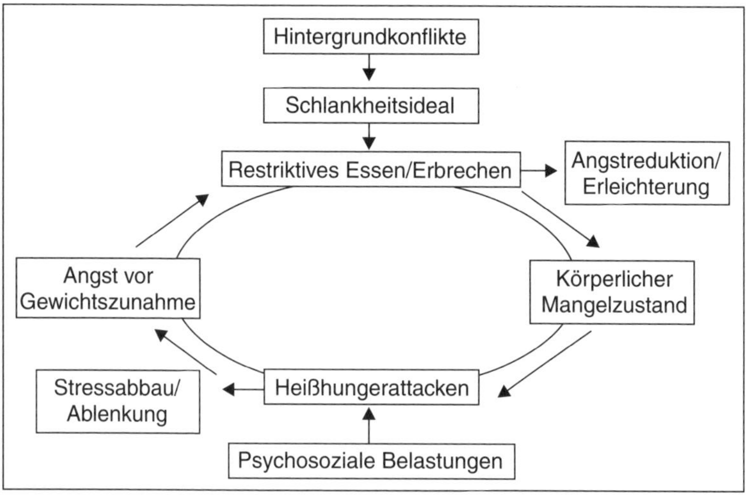

Abbildung 1: Teufelskreis der Bulimie (Tuschen-Caffier & Florin, 2002)

Die Heißhungerattacken erfüllen also eine Aufgabe, d.h. sie haben eine Funktion und dienen damit beispielsweise der emotionalen oder körperlichen Anspannungsregulation. Das Überessen hat zur Folge, dass Angst vor einer Gewichtszunahme entsteht. Diese wiederum führt dazu, dass restriktives Essverhalten und/oder Erbrechen angewandt wird. Dadurch stellt sich Erleichterung ein, die auf den Teufelskreis aufrechterhaltend wirkt. Auch Restriktion und Erbrechen können eine Funktion haben, nämlich die Reduktion von Angst. Der Teufelskreis der Essstörung hat, an diesem Punkt angelangt, eine eigene Dynamik entwickelt und wird dadurch fast automatisch aufrechterhalten. Unzufriedenheit mit dem eigenen Körper kann also zur Ausbildung einer Essstörung führen. Egal, an welcher Stelle in diesem Prozess Sie sich befinden, die Verbesserung Ihres Körperbildes kann ein erster oder zusätzlicher Schritt sein, um aus dem Teufelskreis der Essstörung oder der körperlichen Unzufriedenheit auszubrechen.

2 Die vier Komponenten eines negativen Körperbildes

2.1 Warum wird das Körperbild in vier Komponenten unterteilt?

Der Mensch ist ein komplexes Wesen, das Situationen oder Gegenstände nicht nur mit einem Sinn oder auf eine Art und Weise wahrnimmt. Wahrnehmung geschieht auf vielfältigem Wege. Wenn wir zum Beispiel ein Brötchen in der Hand halten und überlegen, ob es frisch ist, dann kann uns unsere Nase sagen, dass es frisch riecht, unsere Augen, dass es glatt und knusprig aussieht, unser Tastsinn sagt uns, dass es kross ist, die Sensoren auf der Haut sagen uns, dass es noch warm ist. All diese Informationen führen dann zu der Schlussfolgerung, dass es wahrscheinlich ein frisches Brötchen ist. Diese unterschiedlichen Aspekte fassen wir in dem Begriff *perzeptive* oder *Sinneskomponente* zusammen, also die Wahrnehmung über Sinne.

Wenn wir etwas wahrgenommen haben – wie das frische Brötchen – dann können wir darüber nachdenken, es bewerten oder eine Aussage machen wie „Das ist ein frisches Brötchen" oder „Das riecht lecker". Diesen Vorgang der Bewertung und Einschätzung fassen wir als kognitive oder gedankliche Komponente zusammen. Aus der Wahrnehmung ist also ein Gedanke entstanden.

Zu einem Gedanken gehört meist auch ein Gefühl. Also: „Hm, das Brötchen riecht lecker" könnte mit dem Gefühl von Lust oder Vorfreude einhergehen, es könnte aber auch Angst auslösen, durch das Essen des Brötchens die Kontrolle zu verlieren. Das Gefühl ist damit bei jedem Menschen unterschiedlich. Für unsere Beispielsituation nehmen wir an, dass das ausgelöste Gefühl „Vorfreude" ist. Diesen Vorgang der Empfindung bezeichnen wir als affektive oder Gefühlskomponente.

Wir haben jetzt also die Sinneswahrnehmung, die daraus resultierenden Gedanken und das entsprechende Gefühl beschrieben. Als letzter Aspekt kommt nun die Verhaltenskomponente hinzu. Das heißt, wir halten ein Brötchen in der Hand, wissen, dass es frisch ist und haben

Lust, es zu essen. Das dazugehörige Verhalten ist dann, in das Brötchen zu beißen und es zu verzehren.

Anhand dieses Beispiels ist zu erkennen, dass Situationen, Verhaltensweisen, Gedanken, Einstellungen und Gefühle nie isoliert voneinander auftreten, sondern dass es ein komplexes Zusammenspiel verschiedener Komponenten ist, das uns lenkt. Die Wechselwirkung zwischen der Wahrnehmung, den Gedanken und Gefühlen ist maßgeblich für das daraus resultierende Verhalten in einer Situation. Im letzten Schritt erhalten wir eine Rückmeldung darüber, ob das Verhalten adäquat war, und diese Rückmeldung fließt in die Bewertung und Wahrnehmung neuer Situationen wieder mit ein. Das heißt bezogen auf das Beispiel: Wir haben das Brötchen als frisch wahrgenommen, es für lecker befunden, Lust zu essen bekommen und hineingebissen. Unser Geschmackssinn sagt uns nun, dass das Brötchen tatsächlich so lecker ist wie erwartet, und bestätigt uns damit in unserer vorangegangenen Wahrnehmung. Dies führt dazu, dass wir zukünftig in einer gleichartigen Situation ähnlich handeln werden – aus der Erfahrung heraus, die wir in dieser Situation gemacht haben.

In der Abbildung 2 sind diese Zusammenhänge grafisch dargestellt, damit Sie sich die Wechselwirkung besser vorstellen können.

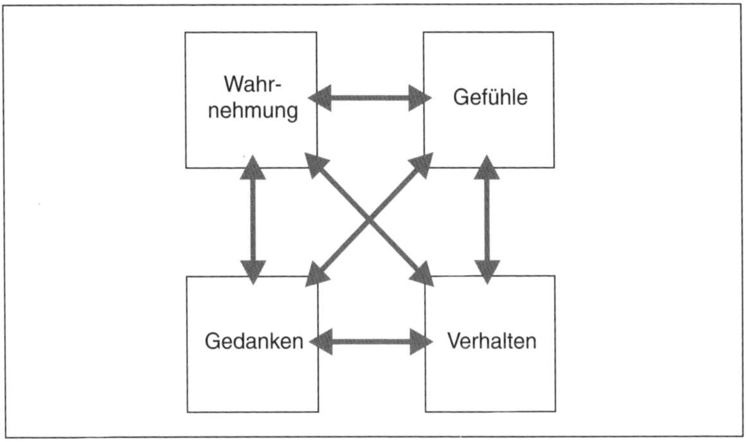

Abbildung 2: Komponenten des Körperbildes und ihre Wechselwirkungen

Übertragen auf ein negatives Körperbild werden die vier Komponenten folgendermaßen aufgeteilt:

- die Wahrnehmung des Körpers, die meist mit einer Überschätzung der eigenen Körperformen einhergeht,
- die Gedanken, die sich darauf beziehen, dass der Körper als dick oder unattraktiv bewertet wird,
- die Gefühle, die eng mit dem Körper in Zusammenhang stehen können, wie zum Beispiel Unzufriedenheit, Ekel oder Scham,
- das Verhalten, das aus dem negativen Körperbild resultiert und beispielsweise zur Vermeidung verschiedener Situationen führt.

Tabelle 1: Komponenten des Körperbildes und die Folgen eines negativen Körperbildes

Komponenten	Was passiert?	Beispiel
Wahrnehmung	Überschätzung der eigenen Körperdimensionen	Wahrnehmung des eigenen Körpers als zu dick (insgesamt oder bezogen auf einzelne Körperteile)
Gedanken	Negative Gedanken bezüglich des eigenen Körpers	„Ich sehe furchtbar aus.“
Gefühle	Negative Gefühle bezüglich des eigenen Körpers	Sich dick oder unwohl fühlen, sich schämen, sich vor dem eigenen Körper ekeln
Verhalten	Verhaltensweisen, die im Zusammenhang mit negativen Gedanken und Gefühlen und der gestörten Wahrnehmung des Körpers stehen	Nicht ins Schwimmbad gehen oder vermeiden, in den Spiegel zu schauen

2.2 Wie wir unseren Körper wahrnehmen

Wenn Sie in den Spiegel schauen, sehen Sie dort ein Abbild Ihres Körpers. Wie Sie sich im Spiegel sehen und Ihren Körper wahrnehmen, wird als Körperwahrnehmung bezeichnet.

Die Körperwahrnehmung betrifft die Art und Weise, in der visuelle Signale, die über die Augen empfangen und im Gehirn weiterverarbeitet werden, ein inneres Abbild Ihres eigenen Körpers entstehen lassen. Sensorische Wahrnehmungen über den Lagesinn, den Tastsinn, Bewegungsrezeptoren und viele andere Dinge beeinflussen dieses Bild zusätzlich. Dieser somit entstandene subjektive Eindruck des Körpers muss nicht mit den objektiv messbaren Körpermaßen übereinstimmen, im Gegenteil kann er von verschiedenen Faktoren wie beispielsweise der emotionalen Befindlichkeit oder der eigenen hohen Anspruchshaltung beeinflusst werden.

Vorstellungsübung:

Stellen Sie sich vor, Sie laufen durch ein Spiegelkabinett. Dort gibt es verschiedenste Zerrspiegel – Spiegel, die Sie dünner erscheinen lassen und Spiegel, die Sie in die Breite ziehen. Die Essstörung wirkt so ähnlich wie der „dicke" oder „dünne" Zerrspiegel, sie ist wie ein Prisma, das die wahrgenommenen Informationen bzgl. Ihres Körpers in die eine oder andere Richtung verzerrt. Das somit entstehende Körperbild basiert nicht mehr auf der anatomischen Beschaffenheit Ihres Körpers, sondern ist ein Produkt verzerrter Wahrnehmungsprozesse.

In vielen Studien konnte nachgewiesen werden, dass Frauen mit Magersucht und Bulimie ihre Körperausmaße überschätzen, d. h. sich als viel dicker empfunden haben als sie tatsächlich sind.

2.3 Welche Rolle spielen Gedanken über den Körper hinsichtlich des Körperbildes?

„Ich denke, also bin ich" – dieser Satz des bekannten Philosophen René Descartes (1596–1650) beschreibt den menschlichen Hang zur Bewertung des eigenen Handelns oder Tuns. Das Denken zeichnet uns Menschen aus. Die Fähigkeit, Situationen zu bewerten, einzuschätzen, vorausschauend zu planen, Gefahren zu erkennen oder Strategien zu entwickeln, hilft uns, unser Leben eigenverantwortlich zu gestalten, zu kommunizieren und soziale Beziehungen zu entwickeln. Es begleitet uns ständig – jegliches Erleben und Verhalten ist mit der persönlichen Bewertung eines Menschen verbunden. Das heißt, auch die Wahrnehmung des Körpers hängt mit dessen Bewertung zusammen. Bewertungen können positiv, neutral oder negativ sein.

Wenn Sie also vor dem Spiegel stehen und Ihren Körper wahrnehmen, gibt es hunderte von möglichen Gedanken, die Ihnen durch den Kopf gehen können. Vielleicht nehmen Sie sich im Ganzen wahr und denken „Wie groß ich doch bin!" oder Sie nehmen nur einen Teilbereich wahr, z. B. Ihre Haare, und der Gedanke „Ich muss dringend zum Friseur!" entsteht. Entscheidend dafür, welcher Gedanke Ihnen durch den Kopf geht, sind die persönliche Vorerfahrungen mit ähnlichen Situationen und die individuelle Wichtigkeit, die Sie der Situation bzw. dem Thema beimessen.

Probieren Sie es einmal aus: Sie stehen in diesem Moment vor dem Spiegel – was denken Sie jetzt? Was geht Ihnen spontan durch den Kopf? Tragen Sie Ihre Gedanken in das *Arbeitsblatt 1* ein.

Fallbeispiel: Frau S.
Wenn ich mir vorstelle, mich im Spiegel zu betrachten, denke ich zuerst, dass ich das gar nicht möchte. Ich will vor allem meine Oberschenkel nicht sehen, sie werden bestimmt furchtbar dick und unförmig wirken, und in der engen Hose wird mein Bauch deutlich zu sehen sein. Ja, der erste Gedanke in diesem Moment ist – „Ich will diesen Körper nicht sehen".

Frau S. nennt viele negative Dinge, wenn sie an ihren Körper denkt. Häufig vergleicht sie sich mit anderen Frauen und schaut, wer attraktiver ist oder eine bessere Figur haben könnte. Diese Vergleiche führen dazu, dass sie sich selbst immer weniger mag und ständig vermeintliche neue Makel an sich entdeckt. Sie ist oft neidisch auf andere. Diese negativen Gedanken hängen zum Teil mit der verzerrten Wahrnehmung

Arbeitsblatt 1: „Was ich denke, wenn ich mich im Spiegel sehe“

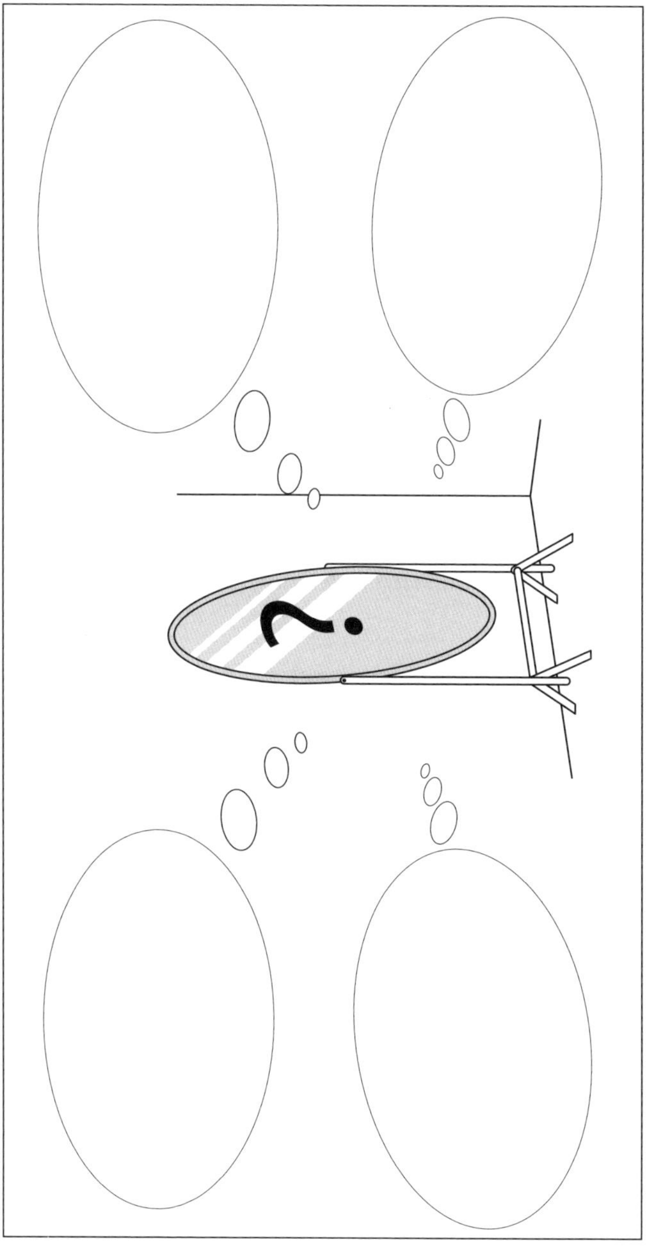

des Körpers, also dem „Blick durch das Prisma", zusammen. Gleichzeitig beeinflussen diese Gedanken auch das Gefühl, welches Frau S. gegenüber ihrem Körper hat. Hier kommt also die Gefühlskomponente ins Spiel.

2.4 Wie wirken sich Gefühle auf das Körperbild aus?

Bevor der Einfluss der Gefühle auf den Körper detaillierter erläutert wird, möchten wir Sie bitten, folgende Übung einmal durchzuführen. Die Übung ist in zwei Abschnitte aufgeteilt – Teil 1 und Teil 2. Suchen Sie sich einen ruhigen Platz und planen Sie etwa 5 Minuten für jeden Teil der Übung ein. Die genaue Anweisung finden Sie im Kasten. Versuchen Sie, den Anweisungen genau zu folgen. In Teil 1 geht es zunächst darum, die Gedanken, die Sie über Ihren Körper haben, zu erfassen und herauszufinden, welche Gefühle mit diesen Gedanken zusammenhängen.

Übung: „Körpererleben" – Teil 1

Bitte führen Sie die folgende Übung gemäß den Anweisungen durch.

1. Setzen Sie sich bequem hin, schließen Sie die Augen und entspannen Sie sich.
2. Konzentrieren Sie sich ganz auf Ihren Körper. Wie fühlen Sie sich in diesem Augenblick in ihm? Welche Gedanken über ihn kommen Ihnen in den Sinn?
3. Schreiben Sie die Wörter und Sätze auf, die Ihre innere Stimme Ihnen sagt. Nutzen Sie dazu *Arbeitsblatt 2* und tragen Sie die Sätze in die Gedankenblasen ein.
4. Wenn Sie die Wörter und Sätze eingetragen haben, lassen Sie nun noch einmal jede einzelne Aussage auf sich wirken. Lesen Sie sich die einzelnen Aussagen laut vor und achten Sie darauf, wie Sie sich dabei in und mit Ihrem Körper fühlen. Notieren Sie die Gefühle, die Sie nun wahrnehmen.

Arbeitsblatt 2: Zusammenhang zwischen Gedanken und Gefühlen

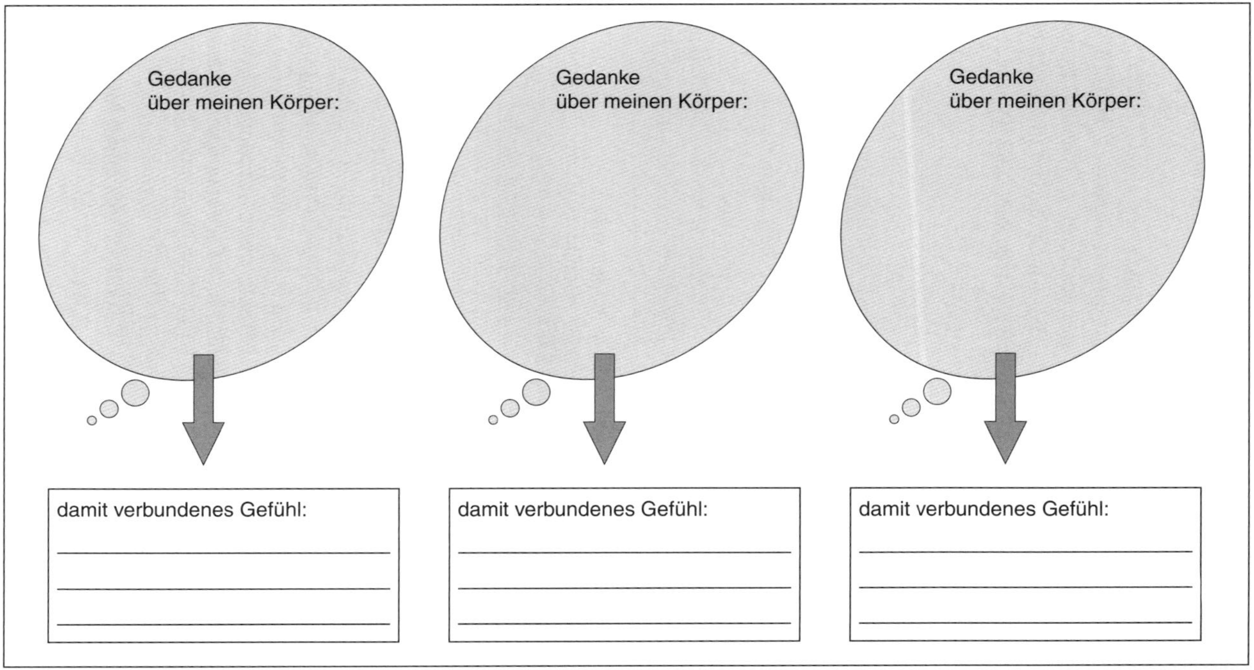

Schauen Sie sich Ihre Notizen nun noch einmal genau an. Können Sie einen Zusammenhang zwischen den Gedanken und Gefühlen finden?

Wenn Sie den Gedanken „ Ich bin schwer und träge“ haben, ist dieser Gedanke sehr wahrscheinlich mit einem negativen Gefühl wie zum Beispiel Traurigkeit, Wut, Scham oder Ekel verbunden. Es ist wenig wahrscheinlich, dass Sie sich bei diesem Gedanken glücklich oder entspannt fühlen. Dies ist ein wichtiger Zusammenhang (vgl. auch Abbildung 3).

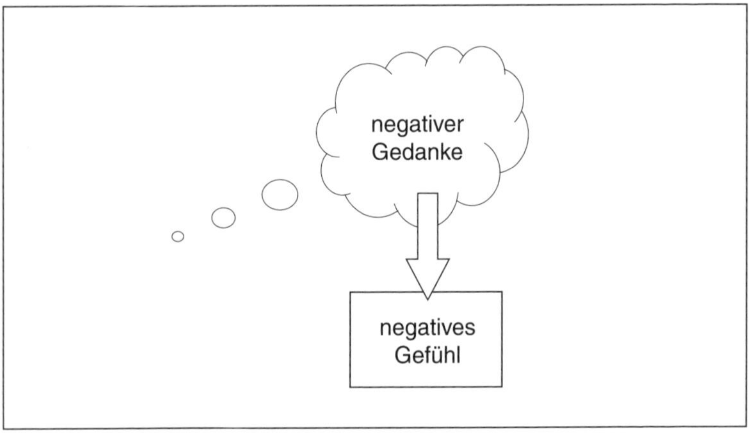

Abbildung 3: Wirkung von Gedanken auf Gefühle

Lassen Sie das Ergebnis der Übung einen Moment auf sich wirken und gönnen Sie sich eine kurze Pause, bevor Sie mit Teil 2 der Übung fortfahren. Diesmal geben wir Ihnen vor, dass Sie möglichst positive Gedanken mit Ihrem Körper verbinden sollen und möchten Sie dazu anleiten, zu beobachten, welche Effekte diese veränderte Vorgabe auf Ihren Körper und Ihr Körpergefühl hat. Da Frauen mit einem negativen Körperbild häufig wenig positive Gedanken über den eigenen Körper haben, lautet die Anweisung der Übung diesmal nicht, sich auf den jetzigen Zustand zu konzentrieren, sondern sich einen Moment vorzustellen, in dem Sie sich in Ihrem Körper wohlfühlen. Das kann z. B. eine Szene aus einem früheren Urlaub sein, in der Sie im Meer schwimmen und sich dabei frei und leicht fühlen. Stellen Sie sich einen solchen Kurzausschnitt aus Ihrem Leben oder eine ausgedachte Szene vor und konzentrieren Sie sich darauf, welche Gedanken Ihnen dabei durch den Kopf gehen.

Um diese Erfahrungen festzuhalten, tragen Sie bitte alles, was Sie erlebt und empfunden haben, auch für den zweiten Teil der Übung in das zugehörige *Arbeitsblatt 2* ein.

Übung: „Körpererleben" – Teil 2

Bitte führen Sie die folgende Übung gemäß den Anweisungen durch.

1. Versuchen Sie nun noch einmal zu entspannen. Stellen Sie sich eine Szene vor, in der Sie sich in Ihrem Körper wohl gefühlt haben oder wohl fühlen würden. Besinnen Sie sich ganz darauf, wie Sie sich in diesem Moment in Ihrem Körper fühlen. Überlegen Sie nicht, wie Sie am liebsten aussehen würden, sondern konzentrieren Sie sich ganz darauf, wie Sie sich fühlen – z.B. „leicht und beschwingt".
2. Schreiben Sie die Sätze auf, die Ihnen in den Sinn kommen und lassen Sie wieder jede Aussage auf sich wirken, indem Sie sich jeden einzelnen Gedanken vor Augen führen. Sie können dafür wieder das *Arbeitsblatt 2* benutzen.
3. Lassen Sie auch jetzt noch einmal die gesammelten Sätze und Gedanken auf sich wirken, indem Sie sie laut vorlesen. Beobachten Sie, was für Gefühle Sie bei sich in diesem Moment wahrnehmen können und notieren Sie diese erneut.
4. Wie haben Sie sich im zweiten Teil der Übung im Gegensatz zur ersten gefühlt? Gab es Unterschiede zwischen dem ersten und dem zweiten Teil?

Wenn Sie nun die Eindrücke und Gedanken des ersten Teils mit dem zweiten Teil vergleichen, dürften bei der positiven Vorstellungsübung des zweiten Teils auch positive Aussagen aufgetreten sein, z.B. „Ich bin ganz frei und unbeschwert." Solch ein positiver Gedanke sollte nach unserer ersten Annahme auch mit einem positiven Gefühl wie z.B. Ruhe oder Zufriedenheit einhergehen (vgl. Abbildung 4).

Zusammenfassend ging es bei dieser Übung darum, die Wechselwirkungen zwischen Gedanken und Gefühlen zu verdeutlichen. Positive Gedanken können unser Gefühl positiv beeinflussen, genauso kann aber auch durch einen negativen Gedanken wie „Mein Körper ist dick und

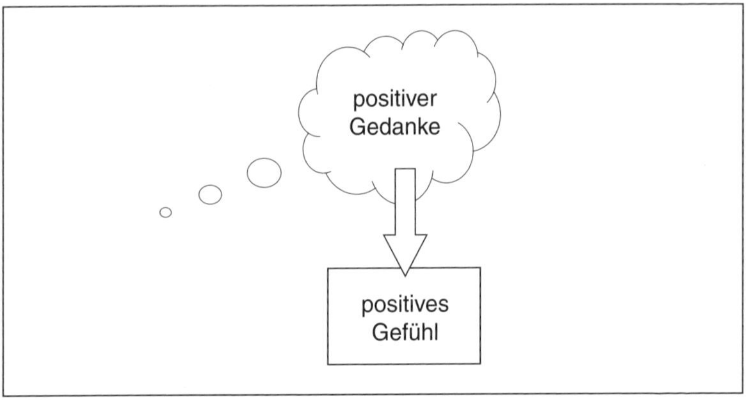

Abbildung 4: Wirkung positiver Gedanken auf Gefühle

träge" ein negatives Gefühl ausgelöst werden. Es gibt verschiedene Dinge, die Gedanken beeinflussen können und damit dazu führen, dass auch negative Gefühle auftreten. Genauso wie sich ein Gedanke auf die Gefühlswelt auswirkt, kann auch ein Gefühl zu einem Gedanken führen. Wie so eine Wechselwirkung aussehen kann, ist im Fallbeispiel von Frau S. beschrieben.

Fallbeispiel: Frau S.
Manchmal fühle ich mich in meinem Körper so unwohl, dass ich denke, ich muss bestimmt zugenommen haben. Dann stelle mich auf die Waage und sehe, dass mein Gewicht noch dasselbe ist wie gestern. Ich verstehe mich selbst nicht – warum fühle ich mich manchmal so schrecklich dick, wenn sich mein Gewicht doch gar nicht verändert hat?

Vielleicht kennen Sie auch Tage, an denen Sie sich unwohl fühlen und denken, Sie hätten bestimmt zwei Kilogramm zugenommen, aber auf der Waage genau das gleiche Gewicht zu sehen ist wie an anderen Tagen zuvor auch. Dieser Einfluss der Gefühlslage auf das Körperbild wurde im Rahmen einiger Untersuchungen genauer beleuchtet. So konnte in einer Studie gezeigt werden, dass das Anschauen von Zeitschriften, in denen schlanke Frauen abgebildet waren, zu schlechterer Stimmung und erhöhter Körperunzufriedenheit bei den Betrachterinnen führte (Tiggemann & McGill, 2004). Eine andere Studie fand heraus, dass ein solches negativeres Körperbild bereits nach fünf Minuten Betrachtungszeit entsteht – insbesondere, wenn man dazu neigt, sich mit anderen zu vergleichen und außerdem das gesellschaftlich verbreitete Schlankheitsideal verinnerlicht hat (Yamamiya, Cash, Melnyk, Posavac & Posavac, 2005). Durch den Vergleich mit attraktiven Frauen werden eigene „Problemzonen" stärker wahrgenommen, sodass die Zufriedenheit mit dem eigenen Äußeren abnimmt.

Aber nicht immer müssen dem negativen Körpergefühl Vergleichsprozesse zugrunde liegen. Auch schlechte Stimmung und Niedergeschlagenheit können Unzufriedenheit mit dem Körper auslösen. In einer Studie hat man dazu die Stimmung der Versuchsteilnehmerinnen durch Musik beeinflusst. Durch das Hören der Musik wurden die Frauen gereizter oder traurig. Diese negative Veränderung der Stimmung führte bei Frauen mit einer Bulimie zu einer stärker ausgeprägten Körperunzufriedenheit, während dieser Effekt bei Frauen ohne Essstörung nicht zu beobachten war (Carter, Bulik, Lawson, Sullivan & Wilson, 1996).

2.5 Verhaltensweisen, die mit einem negativen Körperbild in Zusammenhang stehen

Erinnern Sie sich an die Aussage von Frau S. zu Beginn des Kapitels? Frau S. beschrieb darin, dass sie sich häufig unwohl in ihrem Körper fühlt und sich deshalb nur ungern in Gesellschaft begibt. Viele Frauen mit einem negativen Körperbild haben ein niedriges Selbstwertgefühl, was zur Folge hat, dass sie mit sich sehr kritisch umgehen und sich ungern vor anderen zeigen. Hier ein weiteres Beispiel von Frau S.:

Fallbeispiel: Frau S.
Am schlimmsten finde ich es, mich vor meinem Freund nackt auszuziehen. Ich fühle mich so unwohl dabei und denke immerzu daran, dass er meinen dicken Bauch sehen könnte und mich deswegen abstoßend findet. Deswegen ziehe ich mich meistens im Bad um, wo er mich nicht sehen kann. Ich fühle mich furchtbar verletzlich, wenn ich nackt bin. Er hat mich schon ein paar Mal darauf angesprochen, aber ich kann ihm einfach nicht erklären, wo das Problem liegt. Er findet mich schön, sagt

er, aber ich kann das nicht glauben. Daher verstecke ich meinen Körper vor ihm. Ich finde das schrecklich, weil ich ihm vertrauen sollte, aber ich schäme mich so für mein Aussehen, dass ich diese Intimität nicht zulassen kann.

Frau S. beschreibt, wie sehr die negative Einstellung zu ihrem Körper sie einschränkt und wie ihre Partnerschaft dadurch belastet wird. Die Angst vor Verletzung, das Schamgefühl und die empfundene Minderwertigkeit führen zu ständigen Sorgen über das eigene Aussehen, die Wirkung auf andere und die Bewertungen, die andere über einen vornehmen könnten. Dies führt zunehmend zu einer Einschränkung in der eigenen Lebensführung, da eigene Bedürfnisse und Gefühle unterdrückt oder gar nicht mehr wahrgenommen werden. Dies wirkt sich auf das Verhalten aus. Das Körperbild nimmt somit Einfluss auf viele verschiedene Situationen im Alltag: Gemeinsame Mahlzeiten, sportliche Aktivitäten wie Schwimmbadbesuche oder Training im Fitnessstudio, die Wahl der Kleidung, der Umgang mit Freunden – all diese Dinge werden durch ein negatives Körperbild beeinflusst. Häufig wird Erfolg oder Misserfolg in den jeweiligen Situationen von Aussehen und Körper abhängig gemacht. Das führt dazu, dass das negative Körperbild aufrechterhalten wird. Hier findet man den Zirkelschluss zu dem anfangs beschriebenen Wechselwirkungsmodell und die Erklärung dafür, weshalb sich das Körperbild nicht so einfach verändern lässt. Zum Beispiel kann der Gedanke, dass man dick und unansehnlich ist, dazu führen, nicht mehr mit den Freundinnen ins Schwimmbad zu gehen. Die Freundinnen fragen nach einiger Zeit nicht mehr nach und ziehen allein los. Daraus kann der Schluss gezogen werden, dass sie tatsächlich nicht mit einem ins Schwimmbad gehen wollen, weil sie nicht mit einem gesehen werden wollen. So wird die eigene negative Annahme bestätigt. Dies kann wiederum zu einer weiteren Verstärkung des Vermeidungsverhaltens und zu einem Teufelskreis aus Vermeidung und negativen Gefühlen führen. Damit wird es immer schwieriger, das negative Selbstbild zu verändern.

2.6 Störungen des Körperbildes

Das Körperbild beinhaltet also das innere mentale Abbild Ihres Körpers, die Gefühle und Einstellungen, die Sie zu ihm haben, sowie Ihre dazugehörigen Verhaltensweisen. Dabei muss das Körperbild nicht identisch mit der anatomischen Beschaffenheit Ihres Körpers sein, sondern kann sogar weit von dieser abweichen.

Wenn Sie nun häufig unzufrieden mit Ihrem Körper oder besorgt darüber sind, wie Sie aussehen, sich oft damit beschäftigen, wie Sie auf andere wirken und Sie von diesen Gedanken einen Großteil des Tages in Anspruch genommen werden, dann könnte das ein Indiz dafür sein, dass etwas mit Ihrer Körperwahrnehmung bzw. Ihrem Körperbild nicht stimmt.

2.7 Kriterien für eine Störung des Körperbildes

Im Folgenden sind daher die Richtlinien zur Überprüfung, ob eine Körperbildstörung vorliegt, aufgeführt. Sie können die Kriterien durchgehen und für sich überprüfen, inwieweit diese auf Sie zutreffen. Das kann Ihnen Aufschluss darüber geben, welche Komponenten Ihres Körperbildes möglicherweise gestört sind. Die Kriterien beziehen sich auf die gefühlte bzw. gedankliche Komponente, die Wahrnehmungskomponente und die Verhaltenskomponente. In Abhängigkeit davon, welche der Kriterien auf Sie zutreffen, haben Sie die Möglichkeit, die entsprechenden Kapitel dieses Buches intensiver durchzuarbeiten und die dort beschriebenen Übungen aktiv durchzuführen. Die Kriterien können Ihnen also dabei helfen, die Art und Weise Ihrer Körperbildstörung besser einzuschätzen und herauszufinden, welche Teile des Ratgebers für Sie besonders wichtig sind. Dennoch sollten Sie kein Kapitel komplett überspringen, damit Sie den Umgang mit den verschiedenen Facetten des gestörten Körperbildes – zumindest in der Theorie – kennenlernen.

Kriterium	trifft zu	trifft nicht zu
1. Überschätzung der objektiven anatomischen Körpermaße (bemerkbar z. B. durch Diskrepanzen zwischen der Selbstwahrnehmung und Rückmeldungen durch andere).	□	□
2. Ausgesprochen negative Gedanken über die körperliche Erscheinung in Form von Unzufriedenheit (z. B. „Ich sehe schrecklich aus.“), Besorgnis oder Bedauern (z. B. „Mein Leben wäre so viel besser, wenn ich nur dünner wäre.“).	□	□
3. Tägliches Leid oder andauernde Angst, die mit bestimmten Aspekten der eigenen körperlichen Erscheinung zu tun haben, was sich bei sozialem Kontakt noch verschärft.	□	□
4. Vermeidung von Situationen, in denen die körperliche Erscheinung von anderen bewertet werden könnte (z. B. Einladungen ablehnen, weite Kleidung tragen, Vermeidung von körperlicher Intimität).	□	□

2.8 Modell zur Entstehung und Aufrechterhaltung eines negativen Körperbildes

Sie haben jetzt im Einzelnen die vier Komponenten des Körperbildes und deren Wechselwirkung kennen gelernt. Nun wollen wir dazu übergehen, Ihnen ein integratives Modell (vgl. Abbildung 5) vorzustellen, das sowohl das aktuelle Köperbild, wie es durch die eben vorgestellten Komponenten dargestellt wurde, als auch die grundlegenden Bedingungen seiner Entstehung und Aufrechterhaltung erklärt (Vocks & Legenbauer, 2010). Das Modell wird im nachfolgenden Text erläutert. Im dritten Kapitel wird dann genauer auf die einzelnen Komponenten, die auf die Entwicklung des Körperbildes einwirken, eingegangen.

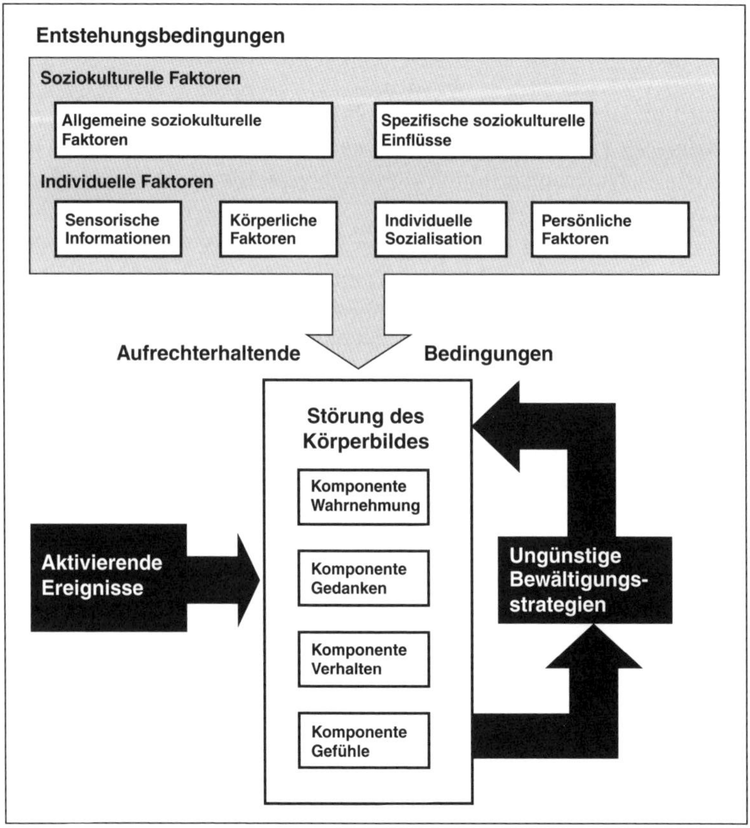

Abbildung 5: Multifaktorielles Modell zur Entstehung und Aufrechterhaltung einer Störung des Körperbildes (aus Vocks & Legenbauer, 2010)

Das Modell erscheint zunächst sehr kompliziert – daher schauen wir es uns nun etwas genauer an.

Prädisponierende Faktoren (Entstehungsbedingungen)

„Prädisponierend" bedeutet „empfänglich machend". Prädisponierende Faktoren bezeichnen somit die Bedingungen, die dazu führen können, dass eine bestimmte Entwicklung stattfinden kann. Diese Faktoren umfassen genetisch festgelegte sowie durch Umwelteinflüsse entstandene Bedingungen. In unserem Modell unterscheiden wir zwischen *soziokulturellen Faktoren* und *individuellen Faktoren*, die grundlegende Bedingungen für die Entwicklung des individuellen Körperbildes sind.

Zu den *soziokulturellen Faktoren* gehören:

- *Allgemeine soziokulturelle Faktoren,* welche mit den kulturellen und sozialen Normen vermittelt werden, beispielsweise durch die Familie, Medien oder Freunde. In einer Studie auf den Fiji-Inseln konnte drei Jahre nach der Einführung des Fernsehens gezeigt werden, dass sich bei Mädchen und jungen Frauen das Auftreten gestörten Essverhaltens und selbst herbeigeführten Erbrechens infolge der Konfrontation mit dem westlichen Schönheitsideal deutlich erhöht hatten (Becker, Burwell, Gilman, Herzog & Hamburg, 2002). Körperbild und Essverhalten werden also vom Schlankheitsideal beeinflusst, welches durch die Medien transportiert wird. Menschen, die bereits eine Essstörung entwickelt haben, neigen zudem stärker dazu, sich durch die Darstellung in den Medien beeinflussen zu lassen als gesunde Personen.
- *Spezifische soziokulturelle Einflüsse,* d. h. Ideen und Vorstellungen, die wir über unsere Figur und unser Gewicht innerhalb bestimmter Bezugsgruppen entwickelt haben. Zum Beispiel gibt es Gruppen, die Gewicht und Figur einen hohen Wert beimessen, zum Beispiel Balletttänzerinnen, Turnerinnen und Models.

Zu den *individuellen Faktoren* gehören:

- *Sensorische Information,* also Informationen, die über den Sehsinn (visuell), den Tastsinn (taktil) und den Lage- und Bewegungssinn (kinästhetisch) erfasst werden. Das können Informationen über die Körperform, Größe, das Aussehen allgemein oder Gewichtszunahme und -abnahme sein. Diese Informationen lassen das innere Abbild, also die Vorstellung des eigenen Körpers entstehen. Sie sind allerdings nicht stabil, sondern verändern sich im Zeitverlauf.

- *Persönlichkeitsfaktoren,* die persönliche Einstellungen und Eigenschaften beinhalten, die das Körperbild beeinflussen können – zum Beispiel ist jemand, der insgesamt unsicherer und ängstlicher ist, auch eher dazu geneigt, negativen Aussagen anderer über sich zu glauben und diese anzunehmen. Dies wiederum beeinflusst die Einstellung zum Körper in eine vorgegebene Richtung.
- *Körperliche Faktoren,* die zum Beispiel das Körpergewicht oder die Statur umfassen. So hat jemand, der ein höheres Körpergewicht hat, ein anderes Körperbild als jemand, der eher weniger wiegt. Starke Gewichtsschwankungen in der Vergangenheit können ebenfalls zu einer Unsicherheit bezüglich der eigenen Körpermaße führen.
- *Individuelle Sozialisation/Erfahrungen.* Dazu zählen Einflüsse von Freunden und Familie. Zum Beispiel können sich kritische Bemerkungen über Figur, Gewicht oder Essverhalten von anderen Menschen auf das eigene Köperbild auswirken.

Das Körperbild setzt sich, wie bereits beschrieben, aus vier verschiedenen Komponenten zusammen: der Wahrnehmungskomponente, welche die Wahrnehmung des Körpers über die verschiedenen Sinne beinhaltet, der Gefühlskomponente, die sich darauf bezieht, wie man seinen Körper spürt und empfindet, der Gedankenkomponente, welche die Gedanken über den Körper und die Einstellung beinhaltet, die man zu ihm entwickelt hat und der Verhaltenskomponente, die die Verhaltensweisen erfasst, die mit dem Körperbild zusammenhängen und davon beeinflusst werden, wie z. B. die Vermeidung von Schwimmbadbesuchen oder das Tragen weiter Kleidung.

Aufrechterhaltende Faktoren

Anders als die prädisponierenden Faktoren kommen die *aufrechterhaltenden Faktoren* erst ins Spiel, wenn die Körperbildstörung bereits besteht. Gemeint sind damit Bedingungen, die dazu führen, dass die negative Einstellung und die verzerrte Wahrnehmung immer wieder bestätigt werden. Diese wirken sich mit auf die Störung des Körperbildes aus und sorgen dafür, dass diese langfristig bestehen bleibt.

Aufrechterhaltende Faktoren können *aktivierende Ereignisse* sein – wie zum Beispiel ein negativer Kommentar von einer Freundin („Du hast aber ganz schön zugenommen“) oder die Interpretation einer eigentlich neutralen Situation im Sinne der sogenannten *körperbildkonformen Informationsverarbeitung*. Eine Beispielsituation für einen solchen Informationsverarbeitungsprozess könnte folgende sein: Sie sehen im Schwimmbad, wie jemand vermeintlich auf Ihren Bauch starrt. Diese Wahrnehmung hat zur Folge, dass Sie denken: „Klar, mein Bauch ist so dick und abstoßend, dass man gar nicht anders kann, als hinzuschauen.“ Das ist etwas, was Sie schon immer vermutet haben – durch die subjektive Wahrnehmung und die daraus folgende Interpretation hat sich Ihr negatives Körperbild nochmals bestätigt. Auch bestimmte Verhaltensweisen, die dazu dienen, mit dem negativen Körperbild umzugehen (Bewältigungsstrategien) können dazu führen, dass genau dieses negative Bild verstärkt wird. Wenn Sie zum Beispiel nur dunkle oder weite Kleidung tragen, um Ihren vermeintlich unförmigen Körper zu verhüllen, werden Sie nie die Erfahrung machen, dass farbenfrohe oder körperbetonte Kleidung an Ihnen sehr gut aussehen kann. Auch damit erhalten Sie das negative Körperbild aufrecht.

3 Spieglein, Spieglein an der Wand – wer ist die Schönste hier im Land?

Eine Fee gewährt einer Frau einen Wunsch. „Dünne Oberschenkel" antwortet die Frau. Die Fee ist empört: „Sieh dir an, in welchem Zustand die Welt ist – und du willst für dich dünne Oberschenkel!" Die Frau kleinlaut: „Du hast recht, bitte dünne Oberschenkel für alle!"

(aus E. Drolshagen, Des Körpers neue Kleider – die Herstellung weiblicher Schönheit, 2000)

Wie in dem Modell im letzten Kapitel beschrieben, haben die kulturellen Normen und Werte einen Einfluss auf die Entwicklung des individuellen Körperbildes. Wie sieht das heutige Schönheitsideal nun aus und auf welchem Weg werden wir von diesem Ideal beeinflusst?

3.1 Wer entscheidet, was schön ist?

In den letzten Jahren und Jahrzehnten hat sich das Schönheitsideal immer weiter verändert. Die Medien, Zeitschriften und sogar Spielzeuge (z. B. Barbie) liefern uns ein Abbild der Normen, Werte und Ideale unserer Gesellschaft. In Abbildung 6 finden Sie eine aus typischen Fotografien zusammengestellte Collage. Was fällt Ihnen beim Betrachten der Frauen auf? Notieren Sie Ihre Beobachtungen. Bitte orientieren Sie sich dabei an den Fragen im Kasten. Beantworten Sie die dort stehenden Fragen gemäß Ihren Beobachtungen. Was löst die Betrachtung der Bilder bei Ihnen aus? Was haben Sie über sich selbst erfahren bei der Betrachtung der Bilder?

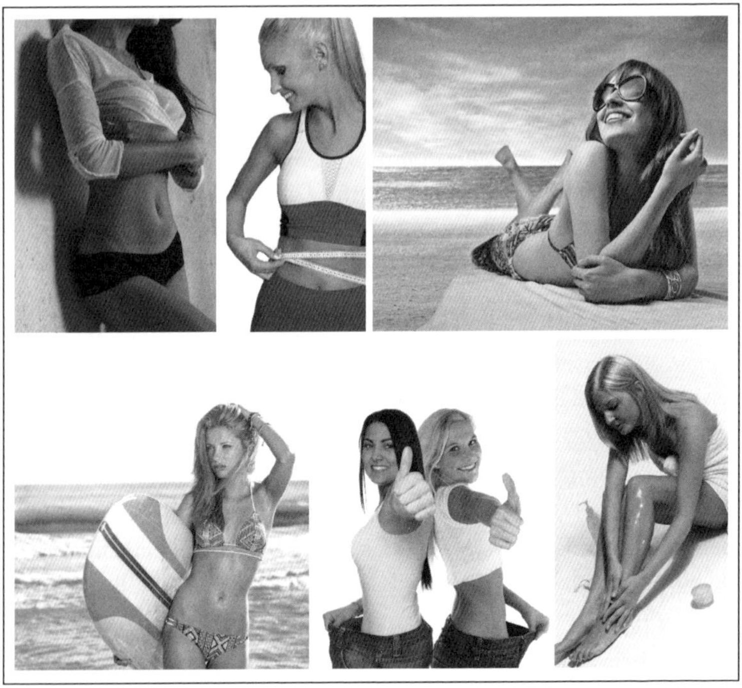

Abbildung 6: Collage (© www.Fotolia.com)

Übung: Foto-Collage

Bitte beantworten Sie folgende Fragen zu der Collage!

1. Wie werden die Frauen in dieser Collage dargestellt?
2. Wie sieht die „ideale Frau“ aus?
3. Kann dieses Ideal von jedem erreicht werden?
4. Was glauben Sie, wie viele Frauen in Deutschland dieses Ideal erfüllen können (in Prozent)?
5. Was fühlen Sie, wenn Sie diese Collage betrachten?
6. Orientieren Sie sich (unbewusst) an diesem ausgerufenen Idealbild?
7. Wie denken Sie und andere wohl über Frauen, die dieses Ideal nicht verkörpern?
8. Welche Konsequenzen entstehen aus diesem idealtypischen Frauenbild?
9. Welche Erfahrungen haben Sie bezüglich des Frauenideals gemacht?

10. Was glauben Sie, warum viele Frauen versuchen, diesem Frauentyp zu entsprechen?
11. Können Sie sich vorstellen, wie die dargestellten Models wohl in Wirklichkeit aussehen – ohne Computermanipulation?

Was Sie anhand der Collage sehen, deckt sich sicherlich mit Ihren alltäglichem Beobachtungen beim Fernsehen, Surfen im Internet oder Lesen von Frauenmagazinen: Fast immer werden schlanke, durchtrainierte Körper dargestellt. Zudem werden über die Medien Tipps und Tricks zur Erreichung dieses Schlankheitsideals verbreitet – fast keine Frauenzeitschrift kommt ohne Anleitungen zu figuroptimierenden Fitnessübungen, Diätvorschlägen oder Tricks für figurkaschierendes Styling aus. Dass das nicht immer so war, sondern in den vergangenen Jahren eine Veränderung in Richtung Schlankheit stattgefunden hat, zeigen verschiedene Studien, die den Wandel des Schönheitsideals in den Medien verfolgt haben.

Wissenschaftler betrachteten im Rahmen einer Studie die Darstellung des weiblichen Schönheitsideals in den amerikanischen Printmedien über den Zeitraum von 1959 bis 1999. Sie analysierten den Körperumfang der gezeigten Cover-Models und fanden heraus, dass seit den 1980er Jahren ein Trend hin zur Darstellung immer dünnerer Frauen zu verzeichnen ist. Gleichzeitig wurde auch eine bedeutsame Zunahme an Ganzkörperfotos in den Magazinen festgestellt (Sypeck, Gray & Ahrens, 2004). Das heißt, Frauen werden im Vergleich zu früher viel stärker mit der Darstellung weiblicher Körperideale konfrontiert – und dieses Ideal ist zudem noch durch extreme Schlankheit geprägt.

Eine andere Studie beschäftigte sich mit den Inhalten von Jugendzeitschriften für Mädchen und junge Frauen. Hier wurde über den Zeitraum von 1956 bis 2005 untersucht, welche Themen in den Magazinen behandelt wurden. Auch hier fand man eine bedeutsame Zunahme von Inhalten, die den Trend zur Schlankheit unterstützen, z. B. Diäten oder Sport (Luff & Gray, 2009). Neben dem extremen Schlankheitsideal werden demnach auch immer mehr Strategien verbreitet, um dieses Ideal zu erreichen – und dies bereits im frühen Jugendalter. Es entsteht der Eindruck, dass jeder, der sich nur genügend anstrengt und hart genug an sich arbeitet, dieses Ideal erreichen kann. Mädchen und jungen Frauen wird vorgegaukelt, der Körper sei beliebig formbar und würde sich durch ein immer niedrigeres Gewicht immer mehr an die „perfekte Figur“ annähern.

Auf dem Weg zu diesem Ziel wird alles Mögliche getan. Die Ausgaben für Diät- und Light-Produkte, Gewichtsreduktionsprogramme und Ernährungsratgeber haben sich in den letzten Jahrzehnten verdoppelt. Medikamente zur Gewichtsreduktion oder auch plastische Schönheitschirurgie gewinnen an Zuwachs – Maßnahmen, die oftmals risikobehaftet und gesundheitsschädigend sind. Es scheint zu stimmen: „Wer schön sein will, muss leiden“ – oder nimmt sogar gern einiges an Belastung, Einschränkung und Schmerz in Kauf, um dem Ideal des perfekten Körpers ein wenig näher zu kommen.

Was dabei oft außer Acht gelassen wird, ist die Tatsache, dass die perfekten Körper, die uns in den Medien tagtäglich begegnen, kein Abbild der Realität darstellen. Professionelle Models haben in den meisten Fällen ein Gewicht, das in den Bereich der Magersucht fallen würde. Oftmals sind auch für sie extreme Maßnahmen wie Radikaldiäten oder exzessives Sporttreiben notwendig, um ihren unnatürlichen Gewichtsstatus aufrechterhalten zu können. Hinzu kommt, dass, im Gegensatz zur „normalen“ Frau, ein ganzes Team aus Stylisten, Visagisten, Kamera- und Bildtechnikern am Werk war, bevor die Models so aussehen, wie wir sie kennen. Mittels digitaler Bildbearbeitungstechniken wird der Schwindel weitergeführt – Hautunreinheiten werden wegretuschiert, Beine verlängert, der Bauch verflacht, die Taille geschmälert, die Wangenknochen hochgesetzt und noch vieles mehr „verschönert“, bis das Resultat in manchen Fällen kaum mehr etwas mit „der echten Frau dahinter“ gemeinsam hat. Entsprechende Bildbearbeitungsprogramme sind mittlerweile für jedermann zugänglich, sodass viele Mädchen und Frauen auch ihre privaten Bilder, die sie über die sozialen Netzwerke wie z. B. Facebook veröffentlichen, vorher bearbeiten und retuschieren. Hierüber wird der Eindruck geschürt, dass perfektes Aussehen nicht nur in professionell aufbereiteten Medien zu finden ist, sondern dass selbst die „normalen“ Frauen perfekt aussehen – und der Schlankheitsdruck darüber nochmals erhöht.

Doch trotz all des Wissens um die unrealistischen Maßstäbe, die über die Medien an uns herangetragen werden, scheint das Bemühen vieler Mädchen und Frauen, diesem Maßstab zu entsprechen, ungebrochen zu sein. Schönheit und Schlankheit gelten als hohes Gut und führen, so meinen viele, zu Anerkennung, Erfolg und privatem Glück. Doch ist dies wirklich so? Werden attraktivere Menschen von anderen tatsächlich positiver eingeschätzt und bevorzugt?

Mit dieser Frage haben sich schon einige Forscher beschäftigt. Es liegen mittlerweile zahlreiche Studienergebnisse vor, die darauf hinweisen, dass attraktiven Menschen tatsächlich positivere Eigenschaften zugeschrieben werden – sie werden als freundlicher, erfolgreicher und kompetenter eingeschätzt, kommen leichter mit anderen Menschen in Kontakt und entwickeln hierüber ein größeres soziales Geschick, welches wiederum zu größerem beruflichen und privaten Erfolg führt (für einen Überblick siehe Steins, 2007). Der Wunsch nach einem attraktiven Äußeren, den viele Mädchen und junge Frauen haben, ist daher durchaus als sehr berechtigt anzusehen. Menschen, die attraktiv sind, werden aufgrund der vorrangig positiven Eigenschaften, die ihnen zugeschrieben werden, von der Gesellschaft bevorzugt behandelt. Doch es stellt sich die Frage: Was genau definiert eigentlich Attraktivität? Ist sie nur an das von den Medien vermittelte Schlankheitsideal gebunden, oder gelten bei der Einschätzung der äußeren Erscheinung andere Maßstäbe?

Zum Beispiel konnte Singh (1993) mit Ergebnissen ihrer Studie zeigen, dass Attraktivität nicht ausschließlich an Schlankheit gebunden ist. Sie fand heraus, dass Attraktivität von der Körperfettverteilung beeinflusst wird, welche anhand des Taille-Hüft-Verhältnisses bestimmt wurde. Normalgewichtige Frauen mit einem Taille-Hüft-Verhältnis von 0.7, welches einer kurvenreichen Figur entspricht, wurden am attraktivsten eingeschätzt. Singh erklärte dies aus evolutionsbiologischer Sicht – Frauen mit diesem Taille-Hüft-Verhältnis galten als fruchtbarer und damit attraktiver für die Paarung. Sie wiesen somit einen Selektionsvorteil gegenüber weniger attraktiven Frauen auf. In zahlreichen Nachfolgestudien konnte dieses Ergebnis bestätigt werden: Als am attraktivsten werden ein normales Gewicht, das einem BMI von etwa 20 entspricht, und ein Taille-Hüft-Verhältnis, das im Durchschnittsbereich liegt, angesehen (Weeden & Sabini, 2005). Körperliche Attraktivität hängt somit – entgegen der verbreiteten Auffassung – nicht per se von Schlankheit ab, sondern insbesondere von den Körperproportionen.

Zusätzlich zeigen mehrere Studien, dass Attraktivität von weiteren, figurunabhängigen Faktoren beeinflusst wird, dazu zählen z. B. die Symmetrie des Gesichtes, wie alt ein Gesicht aussieht sowie das Lebensalter insgesamt (Furnham, Mistry & Clelland, 2004). In einer Untersuchung wurde sogar herausgefunden, dass das Gesicht für die Einschätzung der Gesamtattraktivität einer Person eine wesentlich größere Rolle spielt als die Figur (Currie & Little, 2009).

Ein weiterer relevanter Einflussfaktor auf die Bewertung, was als attraktiv gilt und was nicht, sind die soziokulturellen Lebensbedingungen. In einer groß angelegten Studie wurden die Schönheitsideale verschiedenster Länder weltweit miteinander verglichen. Man fand heraus, dass in Ländern, die sozioökonomisch geringer entwickelt, also ärmer waren, ein robusteres Schönheitsideal gilt, während in wohlhabenderen Gebieten ein schlanker Körper bevorzugt wird. Außerdem wird in ländlichen Regionen verglichen mit städtisch geprägten Gebieten ein höheres Körpergewicht als schöner angesehen. Unsere Lebensbedingungen beeinflussen also mit, was wir als attraktiv einschätzen (Swami et al., 2010).

Hinsichtlich der Einschätzung der eigenen Attraktivität haben Wissenschaftler herausgefunden, dass bei Frauen Faktoren wie körperliche Gesundheit und Wohlbefinden sowie das Selbstwertgefühl als emotionale Komponente eine Rolle spielen (Wade & Cooper, 1999). Attraktivität ist also ähnlich dem Körperbild ein komplexes Gebilde, das sich aus Gedanken, eigenen Einstellungen und Ansichten über Attraktivität sowie emotionalen Faktoren wie zum Beispiel die erfahrene Wertschätzung durch andere zusammensetzt.

Zusammenfassend kann man feststellen, dass die Bewertung von Attraktivität von einer Vielzahl von Faktoren abhängt: neben soziokulturellen Einflüssen, individuellen Erfahrungen und den daraus resultierenden Einstellungen spielen auch Evolution und Biologie (z.B. hinsichtlich der Körperproportionen oder des Alters) eine große Rolle. Doch wie wichtig sind diese durch Studien objektiv erfassten Merkmale für die subjektive Bewertung von Attraktivität? Ist jeder, der die entsprechenden Kriterien erfüllt, als schön anzusehen, oder spielt bei der Einschätzung von Schönheit auch der Betrachter eine Rolle?

Hassebrauck und Küpper (2003) haben sich mit diesen Fragen beschäftigt und die sogenannten „Drei Säulen des Schönheitsempfindens" entwickelt (vgl. Abbildung 7). Diesem Modell zufolge stellen die objektiven Schönheitsmerkmale nur eine Säule dar, auf der Attraktivität beruht. Die anderen beiden Säulen umfassen den persönlichen Geschmack und – interessanterweise – das Attraktivitätsniveau des Betrachters.

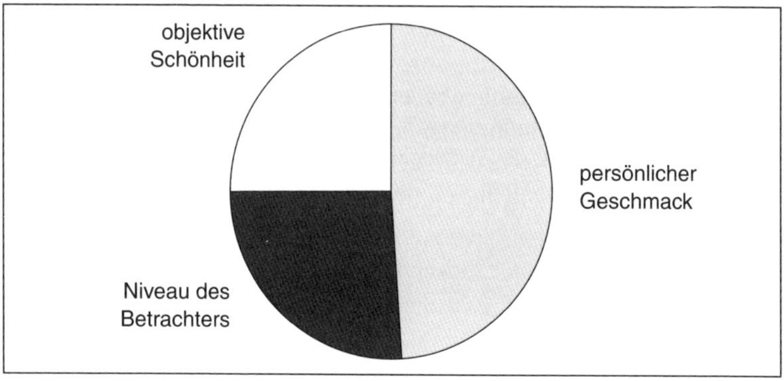

Abbildung 7: Modell zur Attraktivität – Die drei Säulen des Schönheitsempfindens nach Hassebrauck und Küpper (2003)

Wie in Abbildung 7 deutlich zu sehen ist, machen die objektiven Schönheitsmerkmale wie Taille-Hüft-Verhältnis oder die Symmetrie des Gesichts sogar nur ein Viertel des Gesamturteils aus. Fast zwei Drittel der Urteile basieren auf Eigenschaften und persönlichem Empfinden des Beurteilers. Schönheit und Attraktivität liegen demnach vor allem im Auge des Betrachters.

Nachdem wir bislang sehr theoretisch über Attraktivität gesprochen und den Forschungsstand zu diesem Thema vorgestellt haben, möch-

Arbeitsblatt 3: Was ist Attraktivität?

Welche Frauen aus Ihrem Bekanntenkreis finden Sie attraktiv? Warum finden Sie sie attraktiv?

Tragen Sie bitte die beschriebenen Eigenschaften, die Sie mit Attraktivität in Zusammenhang bringen, in den Kreis ein und teilen Sie die Felder nach Ausmaß der Wichtigkeit in Tortenstücke ein. Wie viel Prozent macht das Aussehen aus und wieviel andere Eigenschaften?

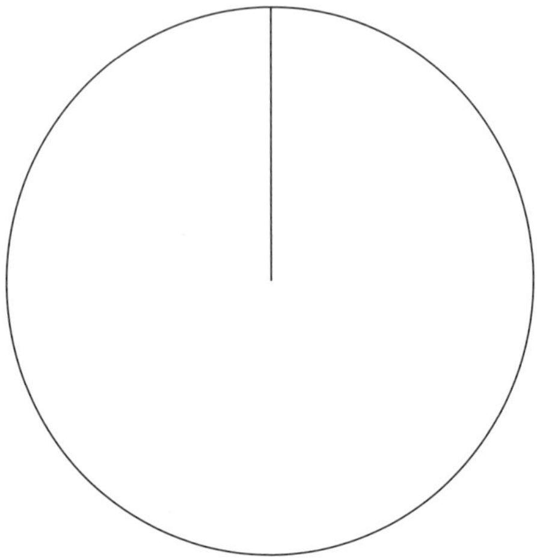

Wenn man sich nur auf das Äußere beschränkt: Wie viel Prozent der äußeren Attraktivität ist Ihrer Meinung nach durch das Gewicht bestimmt?

____

____

____

Welche Rolle spielt das Gewicht bei der Einschätzung Ihrer eigenen Attraktivität?

____

____

____

ten wir Sie abschließend bitten, sich mit Ihrem eigenen Verständnis von Attraktivität auseinanderzusetzen. Bitte benutzen Sie dazu *Arbeitsblatt 3*. Vergegenwärtigen Sie sich dazu noch einmal das Collagenbild (vgl. Seite 40). Versuchen Sie, das dort vermittelte Schönheitsideal für sich zu hinterfragen. Überlegen Sie noch einmal, welche attraktiven Frauen Sie kennen und was Sie an ihnen schön finden. Tragen Sie Ihre Überlegungen in das *Arbeitsblatt 3* ein und beantworten Sie im Anschluss die Fragen.

3.2 Die Entwicklung eines negativen Körperbildes

Nach diesem Exkurs zu Attraktivität wenden wir uns nun wieder Ihrem eigenen Körperbild zu und betrachten, wie sich dieses überhaupt entwickeln konnte. Wie schon in Kapitel 2 beschrieben, hängt die körperliche Unzufriedenheit mit verschiedensten Faktoren zusammen. Im Folgenden möchten wir Ihnen nun einige wissenschaftliche Theorien vorstellen, die sich mit der Entstehung von körperlicher Unzufriedenheit und der Entwicklung eines negativen Körperbildes im Zusammenhang mit einer Essstörung beschäftigen. Die Einflussfaktoren werden somit in Form von Erklärungsmodellen zueinander in Beziehung gesetzt.

Die unterschiedlichen Ansätze sollen Ihnen die Möglichkeit dazu geben, Ihre eigene, individuelle Entwicklungsgeschichte zu verstehen. Deshalb erfolgt hier ein erster Überblick, um Gelegenheit dafür zu geben, zu überlegen, welches der Modelle Sie anspricht und welche Aspekte auf Sie zutreffen könnten. Wir gehen hier noch mal auf die Details bei der Entstehung des negativen Körperbildes ein, damit für Sie deutlicher wird, auf welche Weise die im multifaktoriellen Modell vorgestellten Entstehungsfaktoren wirken können. Wir halten hier also eine Lupe auf diese Bausteine. Dabei gehen wir besonders auf die prädisponierenden Einflüsse – also kulturelle und sozialisationsbedingte Faktoren – im Detail ein. Zunächst erläutern wir im sogenannten soziokulturellen Modell den Einfluss der Eltern und Freunde auf die Einstellung zum eigenen Körper, danach werden eher dynamische Prozesse wie Vergleiche mit anderen beschrieben und zuletzt auf den Einfluss negativer Erfahrungen in der Gruppe und deren Auswirkung auf das Körperbild eingegangen.

Soziokulturelles Modell

Die meisten Forscher sind sich darin einig, dass in westlichen Gesellschaften vor allem soziokulturelle Faktoren einen dominanten Einfluss auf die Entstehung des Körperbildes und der damit verbundenen subjektiven Unzufriedenheit haben. Der Begriff „soziokulturell" bezieht sich dabei auf den Einfluss von Medien wie Fernsehen, Internet, Zeitungen oder Zeitschriften, aber auch Einflüsse durch die Eltern, Klassenkameraden und Freunde sind damit gemeint. Im Kapitel 2.8. haben wir bereits die Studie auf den Fiji-Inseln vorgestellt, die ein gutes Beispiel für den medialen Einfluss ist. Eine immer größere Rolle spielen in diesem Zusammenhang auch die sozialen Netzwerke (Tiggemann & Slater, 2013, 2014). Eine Studie untersuchte den Einfluss der Nutzung von Facebook auf die Körperzufriedenheit und Stimmung junger Frauen. Man fand heraus, dass nach nur zehn Minuten Facebook-Surfing eine negative Stimmung und Unzufriedenheit mit dem Aussehen auftraten, während dies nach dem Surfen auf anderen Websites nicht der Fall war (Fardouly, Diedrichs, Vartanian & Halliwell, 2015). Das Schlankheitsideal wird also über verschiedene „Kanäle" transportiert, manchmal sogar ohne dass wir aktiv etwas davon mitbekommen. Wird über diese „Kanäle" z. B. ein strenges Schlankheitsideal vermittelt, kann das zur Internalisierung, d. h. Verinnerlichung dieses überhöhten Anspruchs führen.

Nicht jeder nimmt die Einflüsse der Außenwelt derart an, dass sich darüber eine Körperunzufriedenheit bzw. eine Körperbild- oder Essstörung entwickelt. Man hat sich daher die Frage gestellt, was genau passieren muss, damit eine junge Frau so unzufrieden wird, dass sie den eigenen Körper nicht mehr realistisch, sondern negativ verzerrt wahrnimmt und daraufhin aktiv versucht, ihn zu verändern. Um diese Frage beantworten zu können, wurden verschiedene Studien durchgeführt, bei denen Betroffene interviewt wurden, Fragebögen beantworteten oder in Experimenten mit potenziellen Einflussfaktoren wie Medienbildern konfrontiert wurden. Bei den Untersuchungen wurden mehrere Faktoren gefunden, die einen Einfluss darauf haben, ob das durch Medien, Freunde, Familie vermittelte Schlankheitsideal angenommen und verinnerlicht wird.

Wichtige Einflussfaktoren stellen hierbei das vorhandene Selbstbewusstsein und eine stabile Identität dar. Je selbstbewusster man ist, desto weniger Anfälligkeit für das dargestellte Ideal besteht. Zum Beispiel wird von Frauen, die an einer Essstörung leiden, häufig beschrieben, dass es in der Schule „in“ war, möglichst wenig zu essen, oder dass die Mutter oder eine Freundin Diät gehalten hat und man nicht ausgeschlossen sein wollte.

Wenn das Schlankheitsideal durch den sozialen Druck, der durch Freunde, Familie und Medien ausgeübt wird, erst einmal verinnerlicht ist, hat das unterschiedliche Konsequenzen:

Zunächst einmal wird durch diesen Druck vermittelt, dass der Körper, so wie er ist, nicht in Ordnung ist. Das Selbstwertgefühl wird beeinflusst, weil es schwierig ist, unter diesen Bedingungen ein gesundes Selbstbewusstsein zu entwickeln. Zum Beispiel zeigten verschiedene Studien, dass Töchter von Müttern, die häufig wegen ihrer Figur oder ihres Gewichtes kritisiert wurden, später oft selbst unzufrieden mit ihrem Körper waren. Häufig wird auch beschrieben, dass jemand, der ein niedriges Selbstwertgefühl hat, anfängt, sich an äußerlichen Dingen wie eben dem Schlankheitsideal, zu orientieren, um Sicherheit zu bekommen und das Selbstwertgefühl wieder aufzubauen. Damit entwickelt sich aber ein Teufelskreis, da positive Rückmeldungen dadurch immer an das Äußere gekoppelt bleiben und so auch kein gesundes Selbstwertgefühl entstehen kann. Zudem wird die Ausbildung einer eigenen und stabilen Identität beeinflusst und Zweifel daran, wie man als Person ist und was den eigenen Wert ausmacht, können entstehen. An dieser Stelle kommt es dann zu einer starken Unzufriedenheit mit dem eigenen Körper. Vor allem Frauen und Mädchen, die dazu neigen, ein eher höheres natürliches Körpergewicht zu haben, sind dafür anfälliger (Yates, 1992). Häufig führt dieses höhere Körpergewicht dazu, dass sich diese Mädchen und Frauen nicht wohl fühlen und versuchen, weniger zu essen, um an Gewicht abzunehmen. Das ständige selbst auferlegte Verbot von Speisen, die man gerne isst, sich aber aus Diätgründen versagt, kann sehr schnell zu Heißhungerattacken führen und die allgemeine Unzufriedenheit weiter steigern, da hierbei Veränderungen der Stimmungslage und Einschränkungen im sozialen Bereich entstehen können. Die ständige Unzufriedenheit mit dem Körper führt zu negativen Gefühlen wie Traurigkeit, die beispielsweise Rückzugsverhalten begünstigen.

Das Modell beinhaltet aber auch, dass nicht nur bei der Entstehung des negativen Körperbildes, sondern auch bei dessen Aufrechterhaltung Vorbilder einen Einfluss haben. Diesen Prozess nennt man soziales Lernen. Soziales Lernen meint, dass Familie und Freunde als Modelle fungieren. Das gilt nicht nur für besonders positive Eigenschaften oder Verhaltensweisen, sondern auch für ungesunde oder negative wie Diätverhalten und Kummeressen. Auch berichten einige Frauen, dass die Idee, zu erbrechen, exzessiven Sport oder Abführmittelgebrauch zu betreiben durch Medienberichte oder Gespräche mit Freundinnen entstanden ist, die diese Strategien bereits einsetzen. Ein weiterer Einflussfaktor ist die *Impulsivität.* Impulsivität meint das Ausführen spontaner Handlungen, die einem Gefühl folgen. Aus verschiedenen Untersuchungen ist bekannt, dass Frauen, die an Essstörungen leiden, meist impulsiver sind als gesunde Frauen, das heißt, dass zum Beispiel der Appetit oder der Drang zu essen weniger gut von diesen Frauen kontrolliert bzw. unterdrückt werden kann. Somit steigt die Wahrscheinlichkeit eines Essanfalles und damit auch körperlicher Unzufriedenheit. In diesem Zusammenhang fand man auch heraus, dass die Fähigkeit, mit unangenehmen Gefühlen und Konflikten umzugehen und Probleme zu lösen – die sogenannten *Copingfähigkeiten* – sich ebenfalls auf das Essverhalten (zum Beispiel Diäten oder gezügeltes Essen) und die allgemeine Stimmungslage (hier als negativer Affekt bezeichnet) auswirken. Personen, die geringe Copingfähigkeiten entwickelt haben, neigen einerseits eher dazu, dem Verlangen nach Essen, welches aus dem gezügelten Essverhalten entsteht, nachzugeben und somit einen Essanfall zu haben, und andererseits schlechter mit ihren negativen Gefühlen umzugehen. In Abbildung 8 ist das Modell grafisch dargestellt, um die Wechselwirkung der einzelnen Faktoren zu verdeutlichen.

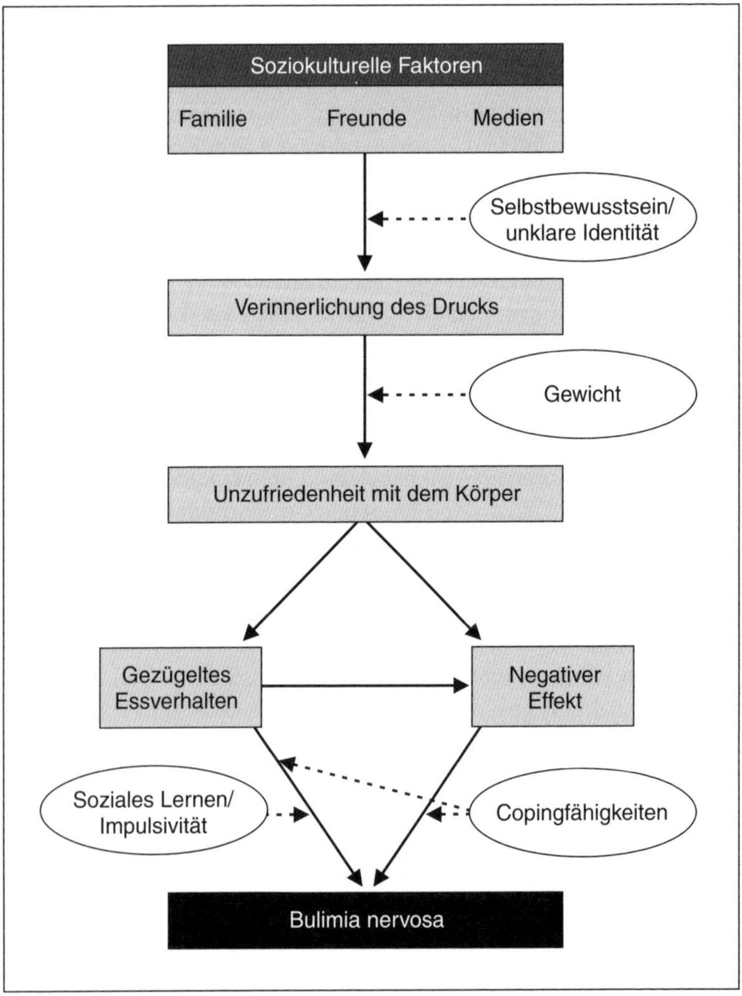

Abbildung 8: Soziokulturelles Modell (Stice, 1994)

Neben dem Modell, dass die Entstehung der Unzufriedenheit mit dem eigenen Körper durch die soziokulturellen Einflüsse erklärt, gibt es weitere Theorien zur Erklärung von Essstörungen und der Entwicklung eines negativen Körperbildes, welche sich zum Beispiel eher auf soziale Vergleichsprozesse oder Lernerfahrungen in der Umwelt fokussieren.

Soziale Vergleiche

Forscher haben herausgefunden, dass die meisten Menschen die Tendenz haben, ihre äußere Erscheinung mit einem Ideal zu vergleichen. Bei einem solchen Vergleich wird oft eine Diskrepanz zwischen dem angestrebten Ideal und dem, wie oder was man tatsächlich ist, festgestellt. Das liegt daran, dass meistens der Vergleich „nach oben“ gewählt wird, man sich also jemanden zum Vergleichen sucht, der aus der eigenen Sicht deutlich attraktiver bzw. schlanker ist. Da man bei diesem Vorgehen meistens „verliert“, entsteht irgendwann der Eindruck, alle anderen seien attraktiver und schlanker als man selbst. Dies wiederum führt zu körperbezogener Unzufriedenheit, die sich immer mehr festsetzt. Was bei den sozialen Vergleichen oft nicht bemerkt wird, ist, wie selektiv die „Vergleichspersonen“ ausgewählt werden und dass sie daher keineswegs ein realistisches Abbild der Gesellschaft darstellen. Oftmals werden auch nur einzelne attraktive Körperbereiche verschiedener Personen (z. B. die schlanke Taille der Freundin, die langen Beine der Schwester) für den Vergleich herangezogen. Dass keine der Personen hinsichtlich aller Merkmale perfekt ist, sondern jeder Stärken und Schwächen hat, gerät aus dem Blickfeld, da der Fokus nur auf einen besonders attraktiven Körperbereich gelegt wird.

Einfluss der Umgebung – Hänseleien

Hänseleien, also negative Äußerungen, die meist auf das Äußere bezogen sind, wurden in den letzten Jahren immer wieder hinsichtlich ihres Einflusses auf die psychische Gesundheit und das Selbstwertgefühl untersucht. Man hat festgestellt, dass Teenager, die eine Essstörung entwickeln und ein gestörtes Körperbild aufweisen, häufig einem hohen Maß an Hänseleien ausgesetzt waren.

Wie der Einfluss von Hänseleien auf die Einstellungen zur eigenen Person und zum Körperbild aussehen kann, möchten wir Ihnen gerne am Beispiel der Geschichte „Das hässliche Entlein“ von Hans-Christian Andersen zeigen:

Das hässliche Entlein

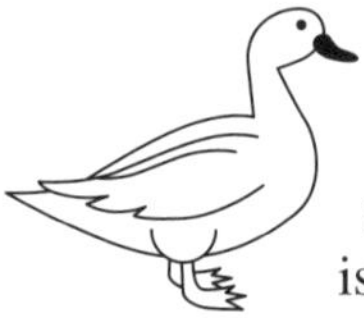

… aber das arme Entlein, das zuletzt aus dem Ei gekrochen war und so hässlich aussah, wurde gebissen, gestoßen und zum Besten gehalten, und das sowohl von den Enten wie von den Hühnern. „Es ist zu groß“, sagten sie allesamt. Das arme Entlein wusste weder, wo es stehen noch gehen sollte; es war betrübt, weil es hässlich aussah und vom ganzen Entenhofe verspottet wurde. So ging es den ersten Tag, und später wurde es schlimmer und schlimmer. Das Entlein wurde von allen gejagt, selbst seine Geschwister waren böse darauf und sagten immer: „Wenn die Katze dich nur fangen möchte, du hässliches Geschöpf!“ und die Mutter sagte: „Wenn du nur weit fort wärest!“ Die Enten bissen es, und die Hühner schlugen es, und ein Mädchen, das die Tiere füttern sollte, stieß mit dem Fuße danach. So lief es davon und geriet in eine Entenjagd. Das war ein Schreck für das arme Entlein; es wendete den Kopf, um ihn unter den Flügel zu stecken, und im selben Augenblick stand ein fürchterlich großer Hund dicht bei dem Entlein. Die Zunge hing ihm lang aus dem Halse heraus, und die Augen leuchteten gräulich hässlich; er streckte seinen Rachen dem Entlein gerade entgegen, zeigte ihm die scharfen Zähne und platsch, platsch, ging er wieder, ohne es zu packen. „Oh, Gott sei Dank!“ seufzte das Entlein, „ich bin so hässlich, dass mich selbst der Hund nicht beißen mag!“ So lag es ganz still, während der Bleihagel durch das Schilf sauste und Schuss auf Schuss knallte. „Ich glaube, ich gehe hinaus in die weite Welt!“ sagte das Entlein. Und so ging das Entlein. Aber all die Not und das Elend, die das Entlein in dem harten Winter erdulden musste, zu erzählen, würde zu trübe sein. Es lag im Moor, zwischen dem Rohre, als die Sonne wieder warm zu scheinen begann; die Lerchen sangen, es war herrlicher Frühling. Da konnte auf einmal das Entlein seine Flügel schwingen, sie brausten stärker als früher und trugen es kräftig davon; und ehe es das selbst recht wusste, befand es sich in einem großen Garten, wo die Apfelbäume in Blüte standen, wo der Flieder duftete und seine langen, grünen Zweige gerade bis zu den gekrümmten Kanälen hinunter neigte. Oh, hier war es schön und frühlingsfrisch! Gerade vorn aus dem Dickicht kamen drei prächtigeweiße Schwäne; sie brausten mit den Federn und schwammen leicht auf dem Wasser. Das Entlein kannte die prächtigen Tiere und wurde von einer eigentümlichen Traurigkeit befallen. „Ich will zu ihnen hinfliegen, zu den königlichen Vögeln, und sie werden mich totschlagen, weil ich so hässlich bin und mich ihnen zu nähern wage; aber das ist ja gleich viel besser, von ihnen getötet, als von den Enten gezwackt, von den Hühnern geschlagen, von dem Mädchen, das den Hühnerhof hütet, gestoßen zu werden und im Winter Mangel zu leiden.“ Es flog hinaus in das Wasser und schwamm den prächtigen Schwänen entgegen; diese erblickten es und schossen mit brausenden Federn darauf los. „Tötet mich nur!“ sagte das arme Tier und neigte seinen Kopf der Wasserfläche zu und erwartete den Tod. Aber was erblickte es in dem klaren Wasser? Es sah sein eigenes Bild unter sich, das kein plumper, schwarzgrauer Vogel mehr war, hässlich und garstig, sondern selbst ein Schwan. Es schadet nichts, in einem Entenhofe geboren zu sein, wenn man nur in einem Schwanenei gelegen hat. Es fühlte sich ordentlich erfreut über all die Not und die Drangsal, die es erduldet hatte; jetzt erkannte es erst sein Glück an all der Herrlichkeit, die es begrüßte. Die großen Schwäne umschwammen es und streichelten es mit dem Schnabel. Da brausten seine Federn, der schlanke Hals hob sich, und aus vollem Herzen jubelte er: „So viel Glück habe ich mir nicht träumen lassen, als ich noch das hässliche Entlein war!“

An dieser Geschichte wird deutlich, wie sehr die Meinung anderer, kritische Bemerkungen und ablehnendes Verhalten die Ansichten über und die Einstellung zu sich selbst beeinflussen können.

Die zuvor beschriebenen theoretischen Modelle geben nur einen kurzen Überblick über das komplexe Zusammenspiel der verschiedenen Einflussfaktoren, das zur Entstehung des individuellen Körperbildes führt. Haben Sie sich in einem der Modelle wieder gefunden? Was glauben Sie, hat bei Ihnen dazu geführt, dass ein negatives Körperbild entstanden ist?

Um zu lernen, den Körper anders wahrzunehmen und eine bessere Beziehung zu ihm aufzubauen, ist es wichtig, herauszufinden, wie sich Ihr individuelles Körperbild entwickelt hat. Dies ermöglicht Ihnen, eine andere Perspektive auf Ihren Körper einzunehmen, Verständnis dafür zu entwickeln, weshalb Sie ihn ablehnen und bietet vielleicht sogar einen Ansatzpunkt dafür, die Einstellung zu ihm zu verändern. Um Ihnen dabei zu helfen, haben wir uns verschiedene Aufgaben überlegt. In einem ersten Schritt geht es darum, Ihre Körperbildgeschichte niederzuschreiben.

Nutzen Sie dafür das *Arbeitsblatt 4*. Tragen Sie für die jeweiligen Zeitabschnitte die individuellen Erfahrungen und Erlebnisse ein, die Sie mit Ihrem Körper gemacht haben. Dazu zählen positive Ereignisse, wie z. B. sportliche Erfolge, aber auch negative Erfahrungen wie Hänseleien. In Abbildung 9 finden Sie zur Orientierung ein – recht knappes – Beispiel für eine solche Körperbildgeschichte. Je mehr Details Ihnen zu Ihrer eigenen „Körperbiografie“ einfallen, desto besser!

Falls Sie Schwierigkeiten haben, das *Arbeitsblatt 4* auszufüllen, können Sie die Anregungen im Kasten verwenden. Hier finden Sie verschiedene Fragen, die Ihnen dabei helfen können, herauszufinden, ob die erinnerten Erfahrungen für die Entwicklung Ihres Körperbildes wichtig waren.

Übung: „Körperbildgeschichte“ – Hilfen zur Bearbeitung

Bitte beantworten Sie anhand Ihres Arbeitsblattes zur Entwicklung des eigenen Körperbildes folgende Fragen:

1. Haben die beschriebenen Erfahrungen einen Einfluss auf Ihr heutiges Körperbild?
2. Würden Sie die damaligen Ereignisse aus heutiger Sicht anders bewerten?
3. Welche Gedanken bzw. Einstellungen haben Sie heute hinsichtlich Ihres Körpers aufgrund der Erfahrungen, die Sie notiert haben?

Mein individuelles Entstehungsmodell. Nachdem Sie nun die Modelle zur Entstehung und Aufrechterhaltung einer Essstörung sowie eines negativen Körperbildes kennengelernt und die Entwicklung Ihres ei-

Die Entwicklung meines Körperbildes

- Wie sah ich im Laufe der Zeit (Kindheit, Jugend, heute) aus?
- Welche negativen Erfahrungen habe ich hinsichtlich meines Körpers gemacht?
- Welche positiven Erfahrungen habe ich hinsichtlich meines Körpers gemacht?

Kindheit:	Jugend:	Erwachsenenalter/ heute:
Ich war etwas pummlig und deshalb nicht so schnell und geschickt wie die anderen. Das hat dazu geführt, dass die Nachbarskinder sich manchmal über mich lustig gemacht haben und ich nicht mitspielen durfte. Das war schrecklich für mich.	Ich war immer noch etwas pummlig und fand mich deshalb sehr unattraktiv. Sehr schlimm war es, als ich mit 14 unglücklich verliebt war und der Junge sich abfällig über meine Figur geäußert hat. Mit 16 hatte ich meinen ersten Freund, durch den ich dann etwas mehr Selbstvertrauen bezüglich meines Körpers aufgebaut hatte.	Durch die Bulimie bin ich etwas dünner und bekomme Komplimente von anderen Leuten (z.B. vorgestern: „Du hast so eine tolle Figur und eine so lebendige Ausstrahlung“). Trotzdem mag ich meinen Körper immer noch nicht.

Abbildung 9: Beispiel – Die Entwicklung meines Körperbildes (vgl. Vocks & Legenbauer, 2010)

genen Körperbildes bearbeitet haben, ist es nun wichtig, Ihr individuelles Entstehungsmodell zu erstellen und zu verstehen. Bitte benutzen Sie hierfür das *Arbeitsblatt 5* und tragen Sie in die freien Felder des Modells Ihre ganz persönlichen Erfahrungen ein (vgl. Abbildung 9). Das Ausfüllen des Arbeitsblattes 5 soll Ihnen verdeutlichen, welche individuellen Bedingungen zur Entstehung Ihres eigenen Körperbildes geführt haben und welche es aufrechterhalten.

Arbeitsblatt 4: Die Entwicklung meines Körperbildes

- Wie sah ich im Laufe der Zeit (Kindheit, Jugend, heute) aus?
- Welche negativen Erfahrungen habe ich hinsichtlich meines Körpers gemacht?
- Welche positiven Erfahrungen habe ich hinsichtlich meines Körpers gemacht?

Kindheit:	**Jugend:**	**Erwachsenenalter/ heute:**

Arbeitsblatt 5: Individuelles Entstehungsmodell Ihres Körperbildes

Bitte tragen Sie in die freien Felder im Modell Ihre individuellen Entstehungsbedingungen und aufrechterhaltenden Faktoren ein. Sie können sich dabei an den verschiedenen im Text beschriebenen Modellen orientieren.

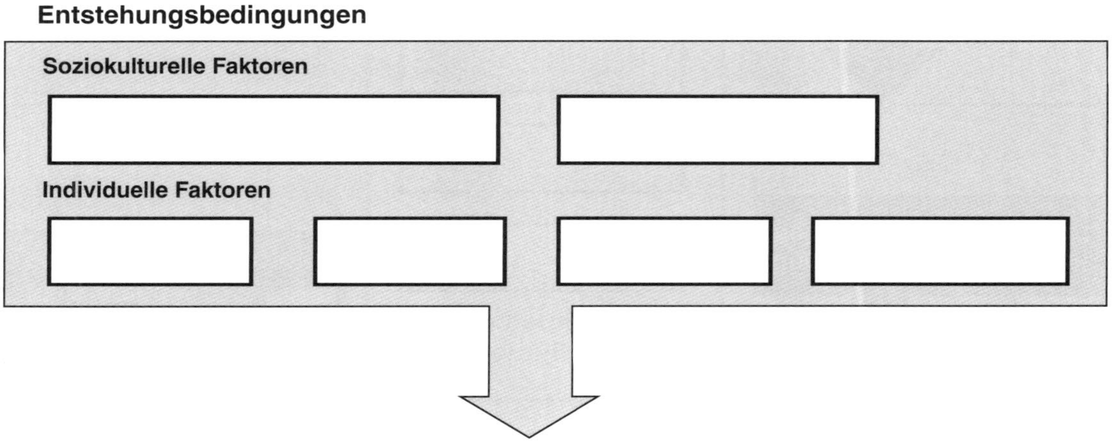

Fortsetzung des Modells: S. 60

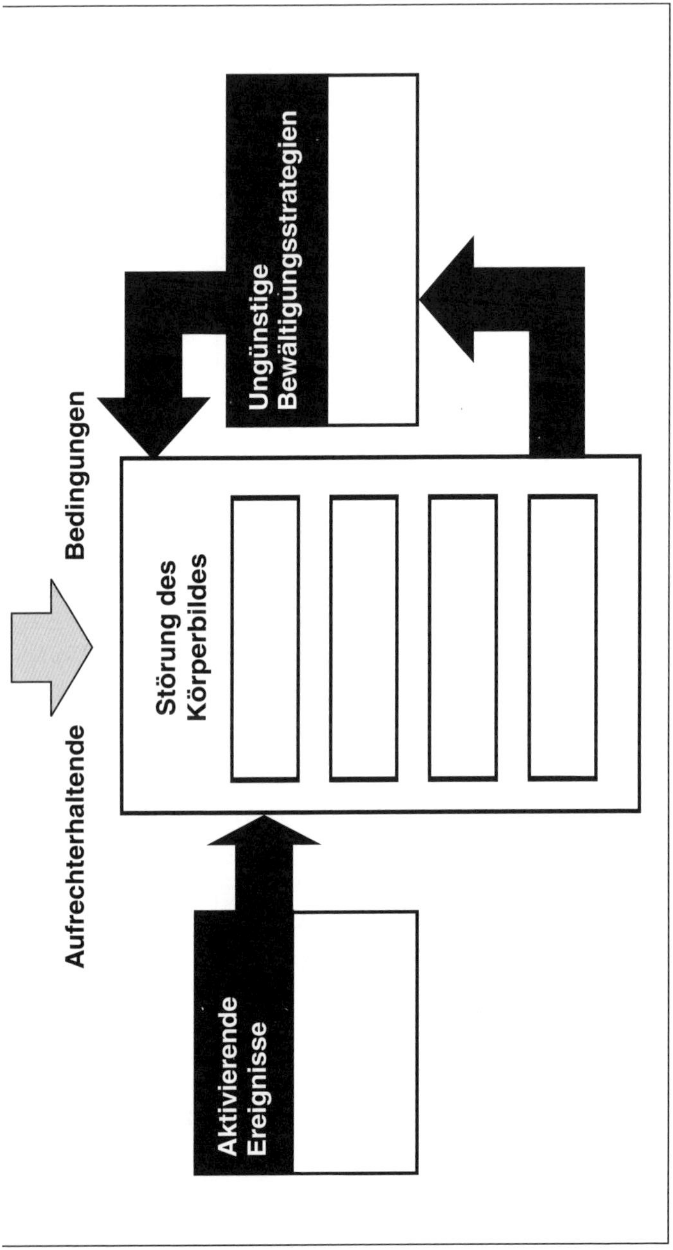
Aufrechterhaltende Bedingungen
Ungünstige Bewältigungsstrategien
Störung des Körperbildes
Aktivierende Ereignisse

4 Kleider machen Leute – Gedanken auch?

Im Vier-Komponentenmodell zum Körperbild (vgl. Seite 20 ff.) wurde beschrieben, dass neben der Wahrnehmungskomponente auch die Einstellungen und Gedanken über den eigenen Körper eine wichtige Rolle für das negative Körperbild spielen. In den vorangegangenen Kapiteln wurde Ihnen zunächst vorgestellt, was überhaupt ein „Körperbild" ist und welche Faktoren dazu beitragen, dass sich ein negatives Körperbild entwickelt. Wir haben uns detailliert mit den einzelnen Komponenten des Körperbildes beschäftigt und möchten nun darauf eingehen, an welchen Stellen Sie ansetzen können, um Ihr eigenes negatives Körperbild zu verändern. Das vorherige Kapitel endete damit, dass Sie eine Idee darüber entwickelt haben, wie Ihre eigene Körperbildgeschichte aussieht und was Ihr individuelles Modell zur Entstehung und Aufrechterhaltung dieses negativen Körperbildes beinhaltet. Diese Ideen haben Sie in das *Arbeitsblatt 5* „Individuelles Entstehungsmodell" übertragen. Basierend auf dieser Grundlage geht es nun im nächsten Schritt darum, Gedanken und Gefühle, die mit dem negativen Körperbild zusammenhängen, genauer zu betrachten.

Wenn Sie sich das Modell noch einmal genau vor Augen führen, dann sind dort auch die „aufrechterhaltenden Faktoren" beschrieben, die dazu führen, dass sich das Körperbild immer wieder in seiner Negativität bestätigt. Diese Bestätigung kann über die bereits dargestellte „körperbildkonforme Informationsverarbeitung" erfolgen, welche sich aus Wahrnehmung, Gedanken und Gefühlen zusammensetzt und spezifische Verhaltensweisen zur Folge hat. Mit körperbildkonformer Wahrnehmung ist gemeint, dass Informationen, die unserer eigenen Ansicht entsprechen, viel leichter wahrgenommen werden als Informationen, die unserer Auffassung widersprechen. Vielleicht kennen Sie ja die Situation, dass Sie nach nur einer negativen Rückmeldung (z. B. „Dein Haar liegt heute schlecht") für den Rest des Tages verunsichert sind, obwohl Ihnen zuvor zehn Leute gesagt haben, wie nett Sie heute aussehen. Alle positiven Aussagen zählen nichts mehr, weil der negative Kommentar viel besser zu Ihrem eigenen Selbstbild passt. In dieser Situation sind die verschiedenen Komponenten des Körperbildes aktiv und verstärken sich wechselseitig. Um gegen diese sich selbst aufrechterhaltenden Prozesse zu arbeiten, kann man an verschiedenen Punkten in diesem „Teufelskreis“ ansetzen. Wir möchten mit Ihnen bei den Gedanken und Einstellungen beginnen. Sie haben dazu bereits Vorarbeit geleistet, indem Sie Ihr eigenes Modell entworfen und Ihre individuelle Körperbildgeschichte entwickelt haben.

4.1 Die schwarze Gedankenbrille erkennen

Wir haben anfangs schon beschrieben, dass das negative Körperbild oft wie durch eine „schwarze Brille“ wahrgenommen wird. Um diese „schwarze Brille“ loszuwerden und das Körperbild zu verbessern, ist es im nächsten Schritt wichtig, festzustellen, welche Gedanken, Einstellungen und Bewertungen mit dem Körper zusammenhängen. Doch woher stammt diese negativ gefärbte Sicht auf uns und den Körper überhaupt?

Aus unserer Entwicklungsgeschichte heraus entsteht unser Wissen über unsere eigene Person und darüber, wie die Welt funktioniert, z. B. welche gesellschaftlichen Konventionen gelten und welches Rollenverhalten von uns als Frau, Mutter, Tochter oder Freundin erwartet wird. Abhängig davon, wie wir aufwachsen und welche Einflüsse uns umgeben, entwickeln wir also individuelle Einstellungen gegenüber uns selbst und anderen, die wiederum unsere Gefühle und unser Verhalten beeinflussen. Wie schon beschrieben, leiten wir unsere Gedanken und Einstellungen zunächst von unseren Vorbildern und Modellen – also insbesondere den Eltern – ab, bis wir unabhängig genug sind, eigene Überzeugungen zu entwickeln. In manchen Punkten mag das schwer sein. Um dies an einem Beispiel deutlich zu machen, stellen Sie sich einmal folgendes vor: „Meine Mutter findet, ich bin zu dick.“ Diese Erfahrung, die beispielsweise auf wiederholten abwertenden Kommentaren oder Verhaltensweisen der Mutter beruhen kann, löst verschiedene Gedanken und Gefühle aus, die wiederum dazu beitragen, dass aus dieser negativen Erfahrung eine Überzeugung entsteht: „Ich bin so, wie ich bin, nicht in Ordnung.“ Im Gehirn werden also die Gedanken bezüglich der Erfahrung, insbesondere, wenn es sich um eine sehr einprägsame Erfahrung handelt, so weiter verarbeitet, dass eine feste Annahme daraus entsteht. Wie dieser Prozess genau abläuft, ist in Abbildung 10 dargestellt.

Erfahrung		Überzeugung
– Meine Mutter sagt, ich bin zu dick. – Sie fände es besser, wenn ich schlanker wäre. – Ich fühle mich schlecht damit, wie ich jetzt aussehe.	→	– Sie findet mich dick, also muss ich zu dick sein. – So, wie ich aussehe, bin ich nicht in Ordnung. – Ich fühle mich unwohl, also muss sie Recht haben.

Abbildung 10: Entstehung von Überzeugungen aus Erfahrungen

Das Gedankenexperiment (vgl. Abbildung 10) zeigt, was auch dem kleinen Entlein passiert ist. Aus einer Erfahrung wurde eine Überzeugung. Diese Überzeugungen führen nun dazu, dass wir uns anders verhalten und damit auch Situationen schaffen, in denen unsere Erfahrungen bestätigt werden. Damit die Zusammenhänge besser vorstellbar sind, möchten wir Ihnen eine weitere Geschichte erzählen (zitiert nach Watzlawick, 2005).

Die Geschichte mit dem Hammer

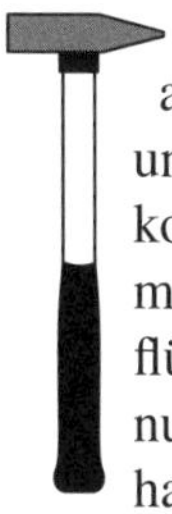

Ein Mann will ein Bild aufhängen. Den Nagel hat er, nicht aber den Hammer. Der Nachbar hat einen. Also beschließt unser Mann, hinüberzugehen und ihn auszuborgen. Doch da kommt ihm ein Zweifel: Was, wenn der Nachbar mir den Hammer nicht leihen will? Gestern schon grüßte er mich nur so flüchtig. Vielleicht war er in Eile. Aber vielleicht war die Eile nur vorgeschützt, und er hat etwas gegen mich. Und was? Ich habe ihm nichts angetan; der bildet sich etwas ein. Wenn jemand von mir ein Werkzeug borgen wollte, ICH gäbe es ihm sofort. Und warum nicht? Wie kann man einem Mitmenschen einen so einfachen Gefallen abschlagen? Leute wie dieser Kerl vergiften einem das Leben. Und dann bildet er sich auch noch ein, ich sei auf ihn angewiesen. Bloß weil er einen Hammer hat. Jetzt reicht's mir wirklich. – Und so stürmt er hinüber, läutet, der Nachbar öffnet, doch noch bevor er „Guten Tag“ sagen kann, schreit ihn unser Mann an: „Behalten Sie Ihren Hammer, Sie Rüpel!“

Das Beispiel beschreibt sehr gut, wie man sich gedanklich eine Situation so konstruieren kann, dass das eigene Verhalten zur Erfüllung negativer Erwartungen führt. Das heißt also, dass nicht die Situation an sich die Gefühle einer Person beeinflusst, sondern die Art und Weise, wie die Person die Situation interpretiert.

Übertragen wir dieses Prinzip auf das Thema Körperbild, wäre folgende Beispielsituation denkbar: Sie fühlen sich unwohl beim Tragen figurbetonter, enganliegender Kleidung. Kommt es nun doch einmal dazu, dass Sie sich körperbetont kleiden, gehen Sie davon aus, dass jeder, der Sie anschaut, dies ausschließlich wegen Ihrer vermeintlich unvorteilhaften Kleidung tut. Sie fangen darüber an, sich noch unwohler zu fühlen, was sich direkt in Ihrem Verhalten, z. B. in einer verkrampften Haltung oder einem angespannten Gesichtsausdruck, widerspiegelt. Daher wirken Sie auf andere nicht mehr so offen und ansprechend, sondern verhalten und unnatürlich, was tatsächlich zu irritierten Blicken und Abwendung führen kann. Damit hat sich Ihre Überzeugung „In figurbetonter Kleidung sehe ich schrecklich aus“ bestätigt. Es ist so etwas wie eine sich selbst erfüllende Prophezeiung eingetreten.

Häufig ist uns nicht bewusst, was in solchen Situationen passiert. Ganz automatisch schießt uns ein Gedanke in den Kopf, der zu einer Reaktion führt. Vielleicht kennen Sie auch die folgende Situation:

Beispiel:
Sie gehen über die Straße. Auf der anderen Seite stehen zwei Frauen an der Bushaltestelle. Die Frauen schauen zu Ihnen herüber und fangen an zu lachen. Sie denken: „Die lachen bestimmt über mich!“.

Diese automatischen Gedanken lösen ein Gefühl aus. Wahrscheinlich fühlen Sie sich in dieser Situation nicht besonders wohl. Eventuell ärgern Sie sich, schämen sich oder sind verunsichert. Der Gedanke „Die lachen bestimmt über mich!“ schießt Ihnen in dieser Situation automatisch durch den Kopf und wird häufig gar nicht mehr bewusst als solcher erkannt, sondern nur noch das dazugehörige Gefühl wahrgenommen. Dies führt dazu, dass der Gedanke auch nicht mehr hinterfragt wird und Sie in der Folge annehmen, dass die beiden Frauen tatsächlich über Sie gelacht haben. Doch warum gehen Sie in dieser Situation automatisch davon aus, dass die Frauen über Sie lachen und nicht, dass es eine andere Erklärung für ihr Verhalten geben könnte? Die Antwort liegt in Ihrer grundlegenden Einstellung zu sich selbst und Ihrem Körper. Wenn Sie z. B. innerlich davon überzeugt sind, lächerlich oder merkwürdig zu wirken, nehmen Sie Ihre Umwelt auch entsprechend dieser Prämisse wahr. Ihre Interpretation der Situation hat somit zur Folge, dass Ihre negative Einstellung zu sich und Ihrem Körper (z. B. „Ich wirke lächerlich“) nochmals bestätigt wird.

Diese grundlegenden Einstellungen, die jeder Mensch hat, werden Grundannahmen genannt. Grundannahmen entwickeln sich, wie bereits beschrieben, zum Teil schon in der Kindheit. Sie werden für absolut wahr gehalten und sind unterschwellig meistens präsent, so dass fast jede Situation durch die „Brille“ dieser Annahme betrachtet wird. Das führt aber auch dazu, dass nicht alle Informationen in einer Situation gleichermaßen wahrgenommen werden, sondern nur solche, die die Annahme bestätigen. Somit wird die Grundannahme immer wieder verifiziert und darüber dauerhaft aufrechterhalten.

In unserer Beispielsituation könnte auch Folgendes passiert sein: Genau zu dem Zeitpunkt, an dem Sie die Straße überqueren, fährt ein Fahrschulwagen vorbei. Der unerfahrene Fahrschüler legt den Gang falsch ein und das Auto macht unvorhergesehen einen Satz nach vorn. Die beiden Frauen sehen das verdutzte Gesicht des Schülers und lachen. Sie selbst gehen allerdings aufgrund Ihrer Grundannahme „Ich bin lächerlich“ davon aus, dass die Frauen mit dem Gelächter nur Sie meinen können und bemerken das hoppelnde Auto gar nicht. Hätten Sie dagegen die Grundannahme „Ich bin in Ordnung, so wie ich bin“, dann hätten Sie sich wahrscheinlich beim Lachen der Frauen umgedreht, das Auto registriert und festgestellt, dass das Lachen der anderen gar nichts mit Ihnen zu tun hat.

Grundannahmen und automatische Gedanken hängen also eng miteinander zusammen. Unsere Einstellungen führen automatisch zu Bewertungen und Interpretationen der Dinge, die wir erleben und beeinflussen darüber, wie wir uns fühlen und verhalten. Dass wir die Welt nicht objektiv wahrnehmen, sondern durch die „Brille" unserer Grundannahmen erleben, ist uns meist gar nicht bewusst. Auch automatische Gedanken laufen oft so schnell ab, dass wir sie gar nicht bemerken, sondern nur das negative Gefühl wahrnehmen, welches durch sie entsteht. Deshalb ist es so wichtig, sich die verdeckten Mechanismen unseres Denkens ins Bewusstsein zu rufen und sie zu hinterfragen. In Abbildung 11 soll nun noch einmal anhand verschiedener Beispiele verdeutlicht werden, wie die Grundannahmen die Basis automatisch auftretender Gedankens darstellen.

Im Folgenden sind weitere Beispiele für Grundannahmen aufgeführt, die mit einem negativen Körperbild zusammenhängen können:

- Mein Gewicht bestimmt über meinen Wert als Person.
- So, wie ich eigentlich bin, bin ich nicht gut genug.
- Ich bin nur liebenswert, wenn ich den Erwartungen anderer entspreche.
- Ich kann mich nur wohlfühlen, wenn ich dünn bin.
- Nur wenn ich gut aussehe, kann ich erfolgreich sein.
- Ich muss immer einen perfekten Eindruck hinterlassen.

Bitte schauen Sie sich die Beispiele gut an. Überlegen Sie dann, welche Grundannahmen auch auf Sie zutreffen könnten. Fragen Sie sich: Nach welchen Prinzipien oder Glaubenssätzen richte ich mein Handeln aus? Was wird mir von meiner Familie oder meinen Freunden vorgelebt? Was denke ich über mich und mein Äußeres? Wenn Sie Ihre individuellen Kernüberzeugungen gefunden haben, tragen Sie diese in das zugehörige *Arbeitsblatt 6* ein. Die Annahmen sind dort in Form von Gesetzesbüchern dargestellt, weil sie so etwas wie „verdeckte Richtlinien" darstellen. Durch das Erkennen der Grundannahmen wird es Ihnen leichter fallen, damit zusammenhängende automatische Gedanken zu erkennen und an deren Veränderung zu arbeiten.

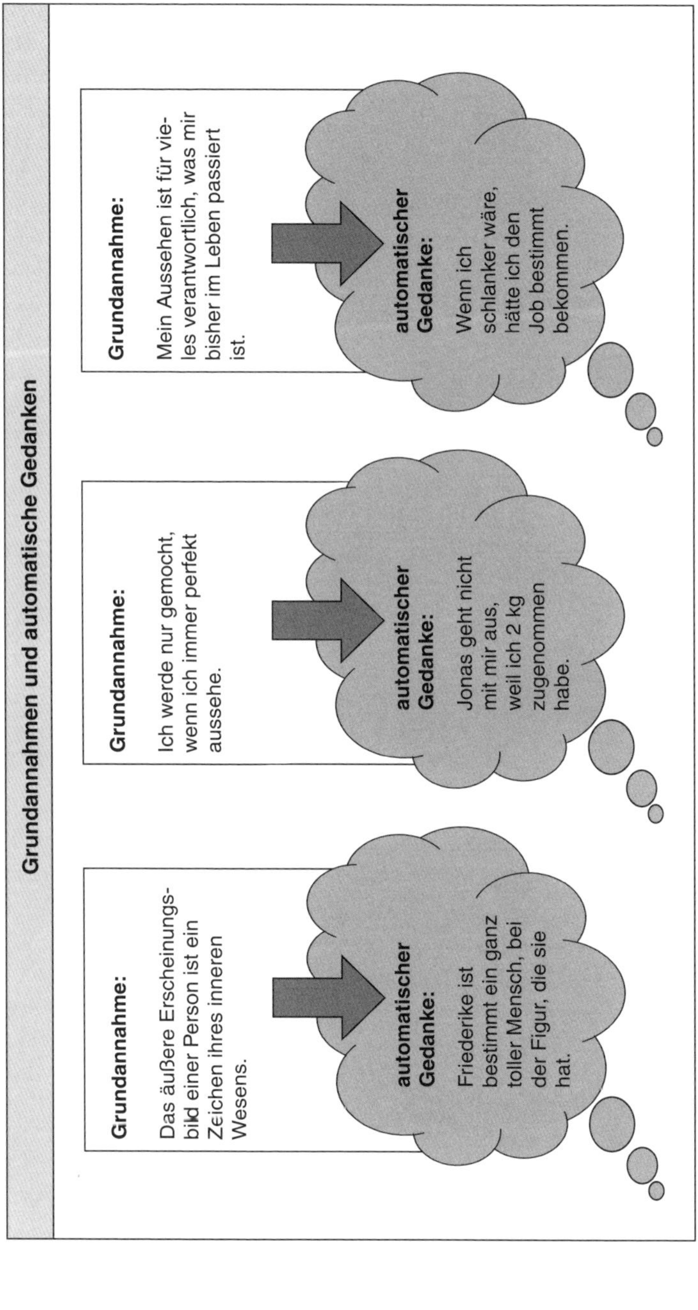

Abbildung 11: Grundannahmen und automatische Gedanken bei einem negativen Körperbild

Arbeitsblatt 6: Meine Grundannahmen

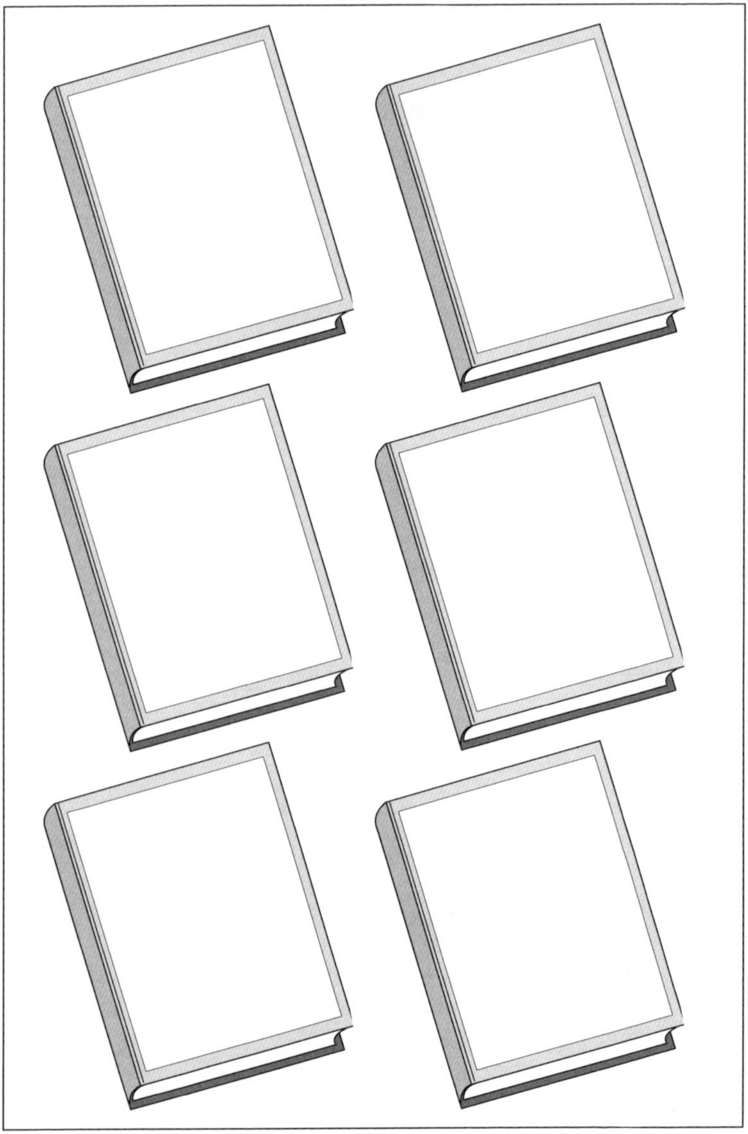

Wir haben uns nun als erstes Ihre Grundannahmen angeschaut. Diese Grundannahmen bilden wie gesagt die Basis für die daraus entstehenden automatischen Gedanken. Um dahin zu gelangen, sich als Mensch und seinen Körper mehr zu akzeptieren, reicht es jedoch nicht, sich nur mit den grundlegenden Überzeugungen zu beschäftigen. Es ist sehr wichtig, auch die dazugehörigen automatischen Gedanken, die im Alltag auftreten, zu identifizieren. Dies ist so essenziell, weil die automatisch auftretenden Gedanken, Bewertungen und Interpretationen unser Handeln und Fühlen unmittelbar beeinflussen und steuern. Wenn es gelingt, negative Gedanken zu verändern, wirkt sich dies somit direkt auf unser Erleben aus.

Die Gedanken zu verändern ist eine der schwierigsten Übungen, da diese sich ja über Jahrzehnte entwickelt haben. Oft treten sie so schnell und automatisiert auf, dass wir selbst sie kaum noch wahrnehmen. Daher ist ein erster wichtiger Schritt, sich über die persönlichen automatischen Gedanken bewusst zu werden.

Im Folgenden finden Sie verschiedene automatische Gedanken, die typischerweise bei Frauen mit einer Essstörung auftreten:

- Wenn Tom meinen Bauch sieht, hat er bestimmt keine Lust, heute hier zu bleiben!
- Alle anderen sind viel dünner als ich. Ich bin bei weitem die Dickste hier!
- So wie ich jetzt aussehe, kann ich mich auf keinen Fall auf der Party zeigen!
- Lieber sterbe ich, als 5 Kilogramm zuzunehmen!
- Wenn ich jetzt nicht kontrolliere, was ich esse, werde ich immer weiter zunehmen!
- Die Verkäuferin hat bestimmt so angeekelt geguckt, weil ich so dicke Oberschenkel habe!
- Alle anderen sind schlank und attraktiv, nur ich bin dick!
- Ich kann das enge Oberteil nicht mehr anziehen, weil ich zwei Kilo zugenommen habe!
- Wenn ich nicht so eine schreckliche Figur hätte, hätte es mit Jan bestimmt geklappt!

Überlegen Sie, welche dieser Aussagen Ihnen persönlich bekannt vorkommen. Tragen Sie nun in *Arbeitsblatt 7* eigene Beispiele ein.

Falls Sie Schwierigkeiten haben, diese Gedanken herauszuarbeiten, dann machen Sie zunächst die Übung im Kasten. Hier werden Ihnen Sätze vorgegeben, die Sie zu Ende führen können. Die Aussagen beziehen sich auf Themenbereiche, die häufig mit einem gestörten Körperbild in Verbindung stehen und können helfen, automatische Gedanken zu erkennen (aus Böse, 2002).

Übung: Hilfen zur Identifikation der automatischen Gedanken

Ergänzen Sie bitte die nachfolgenden Satzanfänge möglichst schnell und spontan:

Ich mag mich nicht, weil ______________________________

____

Mein Körper ist ______________________________

Wenn ich mich im Spiegel sehe, dann denke ich, dass ____________

____

Wenn andere mich ansehen, denke ich, dass ____________

____

Ich finde andere Frauen ______________________________

Schlanke Frauen sind ______________________________

Dicke Frauen sind ______________________________

Wenn ich abnehmen würde, ______________________________

____

Wenn ich zunehmen würde, ______________________________

____

Arbeitsblatt 7: Meine automatischen Gedanken

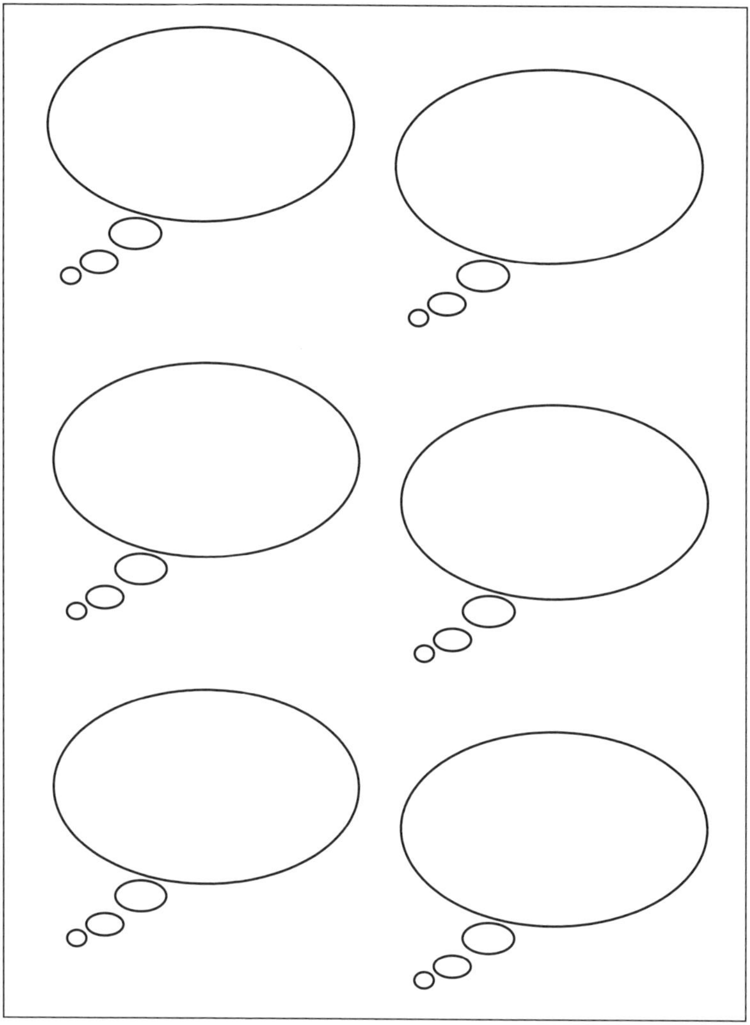

4.2 Verschiedene Typen automatischer Gedanken

Man hat festgestellt, dass es typische automatische Gedanken gibt, die bei Mädchen und Frauen mit Essstörungen auftreten. Diese sogenannten „Denkfehler“ werden in Tabelle 2 anhand jeweils eines Beispiels beschrieben (modifiziert nach Jacobi, Paul & Thiel, 2004).

Tabelle 2: Häufig vorkommende Denkfehler

Selektive Wahrnehmung	Konzentriert sich eine Person auf Einzelheiten einer Situation und ignoriert den Gesamtkontext, dann nimmt sie selektiv wahr. Auf die Gedanken bezogen bedeutet dies, dass die Person eine Überzeugung mit einzelnen Indizien begründet, während sie die Gesamtheit der Beweise ignoriert. Das heißt auch, dass sie der Überzeugung entgegengesetzte Beweise ausblendet. Das zu Beginn dieses Kapitels erwähnte Beispiel zur körperbildkonformen Wahrnehmung würde in diese Kategorie passen: „Wenn nur eine Person mein Outfit kritisiert, heißt das, ich sehe schrecklich aus – auch wenn mir vorher zehn andere Leute gesagt haben, wie gut mir das Kleid steht.“
Verallgemeinerung	Stellt eine Person eine Regel aufgrund einer einzigen – vielleicht bedeutungslosen – Begebenheit auf und überträgt diese Regel auf andere, unähnliche Situationen, dann verallgemeinert sie. Eine solche Verallgemeinerung könnte wie folgt aussehen: „Als ich noch Kohlenhydrate gegessen habe, war ich dick, deshalb muss ich auf kohlenhydratreiche Kost komplett verzichten, um nicht wieder dick zu werden.“
Übertreibung	Überschätzt eine Person die Bedeutung von Ereignissen, dann übertreibt sie. Dabei spricht sie Situationsbegebenheiten eine tiefere Bedeutung und größere Tragweite zu, als diese bei objektiver Betrachtung tatsächlich besitzen. „Wenn ich ein Stück Schokolade esse, dann nehme ich ein Kilo zu“ wäre beispielsweise eine solche Übertreibung.

Tabelle 2: Fortsetzung

Alles-oder-nichts-Denken	Vollzieht sich das Denken bei einer Person in extremen oder absoluten Begriffen, dann zeigt sie Alles-oder-nichts-Denken. Geschehnisse können nur schwarz oder weiß, richtig oder falsch, gut oder schlecht sein. Ein Beispiel hierfür wäre ein Gedanken wie „Wenn ich mein Essverhalten nicht zu 100 % kontrolliere, habe ich gar keinen Einfluss mehr auf mein Gewicht".
Personalisierung	Sucht eine Person die Ursache eines negativen Ereignisses fälschlicherweise bei sich selbst, dann personalisiert sie. Es kann sein, dass jemand mehrdeutige Situationen ohne vorhandene Beweise auf die eigene Person bezieht. Das folgende Beispiel zeigt dies: „Als ich vorbeiging, lachten und tuschelten zwei Leute. Sie haben bestimmt darüber geredet, wie unattraktiv ich bin."
Magisches Denken	Glaubt eine Person an eine Ursachenbeziehung zwischen absolut unabhängigen Ereignissen, dann zeigt sie magisches Denken. Dies wäre bei dem Gedanken „Ich habe zwei Kilo zugenommen, weil ich gestern nicht joggen war" der Fall.

Dies sind Beispiele möglicher „Denkfehler", die im Zusammenhang mit einer Essstörung bzw. einer Körperbildstörung auftreten können. Wenn Sie sich und Ihren Körper permanent auf diese wenig selbstwertdienliche Art bewerten, führt dies dazu, dass Sie immer unzufriedener mit sich werden. Deshalb ist es wichtig, zu wissen, in welche der Gedankenfallen man besonders häufig hineintappt. Hierfür bitten wir Sie, eine Zuordnung Ihrer Gedanken zu den Denkfehlern vorzunehmen. Wie so eine Einteilung der Gedanken aussehen kann, haben wir für Sie in Abbildung 12 (vgl. Seite 74) dargestellt. Lesen Sie sich die Beispiele durch und benutzen Sie dann das *Arbeitsblatt 8* dazu, Ihre eigenen Gedanken einzutragen und zuzuordnen. So bekommen Sie eine Idee davon, welche Denkmuster bei Ihnen besonders stark ausgeprägt sind und können dadurch die dazugehörigen Gedanken im Alltag besser identifizieren. Denn um das langfristige Ziel, die Veränderung dieser Gedanken, erreichen zu können, muss man sie zunächst gut kennen bzw. wiedererkennen.

Automatische Gedanken und Fehlerkategorien						
automatischer Gedanke	**Fehlerkategorien**					
	selektive Wahrnehmung	Verallgemeinerung	Übertreibung	Alles-oder-nichts-Denken	Personalisierung	Magisches Denken
Wenn ich dünn bin, bin ich für andere interessant.		X	X			
Die anderen haben bestimmt über mich gelacht, weil ich so dick bin.	X					X
Wenn ich nicht alles perfekt mache, bin ich ein Versager.				X		
Wenn mir ein Kleidungsstück vom letzten Sommer nicht mehr passt, heißt das, ich bin dick geworden.	X		X			
Ich habe den Job nicht bekommen, weil ich so unattraktiv bin.					X	
Wenn ich Nudeln esse, werde ich dick.			X			X

Abbildung 12: Automatische Gedanken und Fehlerkategorien – Beispiel

Arbeitsblatt 8: Automatische Gedanken und Fehlerkategorien

Bitte tragen Sie in diese Tabelle Ihre eigenen automatischen Gedanken ein und kreuzen Sie die dazugehörige Fehlerkategorie an. Dies soll Ihnen helfen, typische kognitive Fehler bei sich zu entdecken und zu verändern.

automatischer Gedanke	**Fehlerkategorien**					
	selektive Wahrnehmung	Verallgemeinerung	Übertreibung	Alles-oder-nichts-Denken	Personalisierung	Magisches Denken

Arbeitsblatt 8: Fortsetzung

automatischer Gedanke	**Fehlerkategorien**					
	selektive Wahrneh-mung	Verallge-meinerung	Über-treibung	Alles-oder-Nichts-Denken	Persona-lisierung	Magisches Denken

4.3 Eine neue Sicht auf die Dinge – Gedanken verändern

Es ist nicht so, dass Sie einen schönen Körper „besäßen". Sie sind Ihr KÖRPER; ihn nicht zu mögen, heißt in Wirklichkeit, sich nicht als Mensch zu akzeptieren.

(Dyer, 2013)

Sie haben nun schon einiges über den Zusammenhang zwischen Grundannahmen und daraus resultierenden automatischen Gedanken erfahren. Die Arbeitsblätter haben Ihnen vielleicht dabei geholfen, ganz konkret für Sie typische Gedanken und Einstellungen herauszuarbeiten. Nun soll es im nächsten Schritt darum gehen, diese negativen, für Sie wenig hilfreichen Gedanken bezüglich des eigenen Körpers zu verändern. Hierfür ist es wichtig, Situationen, in denen alte Denkmuster auftauchen, auf mögliche alternative Interpretationsmöglichkeiten hin zu prüfen und einen angemesseneren, positiven Gedanken zu entwickeln. Es geht dabei nicht darum, die Welt nun – anstatt durch die schwarze – durch eine rosarote Brille zu sehen, sondern darum, auch neutralen oder positiven Gedanken, die vielleicht situationsangemessener sind, eine Chance zu geben.

Wenn Sie an das Beispiel mit den lachenden Frauen (vgl. Seite 64) und den aus der Wahrnehmung der Situation resultierenden negativen Gedanken „Die lachen bestimmt über mich" denken, würde das bedeuten: Sie schauen sich in der Situation um und überprüfen diesen negativen Gedanken. Durch diese Situationsprüfung sehen Sie den hoppelnden Fahrschulwagen und entwickeln einen angemesseneren alternativen Gedanken: „Die beiden lachen über das Auto, nicht über mich." Dadurch verändert sich Ihr Gefühl in der Situation und Sie werden sich auch anders verhalten, vielleicht aufrechter und entspannter gehen oder auch lachen. Hier wird die Wechselwirkung der vier Komponenten des Körperbildes, die wir in Kapitel 2 angeschaut haben, deutlich. Die Gedanken beeinflussen Gefühle und Verhalten, das ist aber auch umgekehrt der Fall.

Wir möchten Ihnen dabei helfen, negative Gedanken zu hinterfragen und möglichst positive oder neutrale Gedanken zu finden, die langfristig die negativen, automatischen Gedanken ersetzen können. Hierfür ist es sehr wichtig, die negativen Gedanken erst einmal überhaupt zu bemerken. Wie gesagt sind sie oft so schnell und so automatisiert, dass man gar nicht mitbekommt, was für eine Interpretation man gerade vorgenommen hat. Ins Bewusstsein gerät vor allem das unangenehme Gefühl, das durch die Gedanken ausgelöst wird.

Im vorigen Abschnitt haben Sie bereits herausgearbeitet, welches Ihre typischen Gedankenfallen sind. Wenn Sie z. B. dazu neigen, in ein „Alles-oder-Nichts“-Denkmuster zu verfallen, sollten Sie dieses Wissen nutzen. Sind Sie beispielsweise sehr unzufrieden mit Ihrem Körper, weil Sie ein Pfund zugenommen haben, könnte es sein, dass ein „Alles-oder-Nichts“-Gedanke wie „Jetzt bist du schon wieder total dick geworden“ dahinter steckt. Wenn man seine eigenen Gedankenmuster kennt, gelingt es manchmal leichter, diese Gedanken im Alltag „zu erwischen“ – und im nächsten Schritt zu verändern.

Einige Menschen sind sich dagegen ihrer negativen Gedanken sehr bewusst und wünschen sich, dass die ständige gedankliche Beschäftigung mit dem Aussehen oder dem Gewicht endlich aufhört. Hieraus können sich richtige Gedankenketten entwickeln. Diese Gedanken aktiv zu stoppen ist allerdings sehr schwer, da sie so wenig greifbar sind und man durch den Versuch, etwas nicht zu denken, gerade daran denkt. Deshalb ist es wichtig, negative Gedanken nicht einfach zu unterdrücken oder durch eine positive, aber unglaubwürdige Phrase zu ersetzen, sondern diese Gedanken aktiv zu hinterfragen und auf ihre Richtigkeit, Angemessenheit und Zielführung hin zu überprüfen (für eine detaillierte Ausführung zur Bearbeitung negativer Gedanken siehe Wilken, 2006).

Um einen negativen automatischen Gedanken zu hinterfragen und zu verändern, gibt es verschiedene Herangehensweisen. Eine Möglichkeit wäre, den Realitätsgehalt des Gedankens zu überprüfen. Wenn sich Ihnen der Gedanke aufdrängt, dass alle anderen Sie unattraktiv finden, könnten Sie sich direkt fragen: Woher weiß ich so genau, dass das so ist? Was für Beweise habe ich für diese Annahme? Kann ich auf Erfahrungen zurückgreifen, die darauf hindeuten, dass es nicht so ist?

So stellen Sie beispielsweise fest, dass Ihnen vielleicht noch nie jemand gesagt hat, dass Sie unattraktiv sind, sondern Sie im Gegenteil schon sehr viele Komplimente für Ihr Aussehen bekommen haben. Sie merken, dass Ihr Gedanke gar nicht auf Tatsachen beruht, sondern die Faktenlage sogar eher für das Gegenteil spricht. Dies hilft, sich von dem negativen Gedanken zu lösen und einen anderen, angemesseneren Gedanken zuzulassen, wie z. B. „Die meisten anderen finden, ich sehe okay oder sogar gut aus."

Eine andere Vorgehensweise wäre, die Zielgerichtetheit des Gedankens zu hinterfragen. Wenn Sie immerzu darüber nachdenken, dass andere Sie unattraktiv finden könnten, hilft Ihnen das nicht, zufriedener mit sich zu werden, den eigenen Körper anzunehmen oder selbstbewusster aufzutreten. Sie könnten sich also fragen: Wie sinnvoll ist es, über die Bewertung der anderen nachzudenken? Könnte ich mich selbst mehr mögen, wenn ich mir eigene Maßstäbe setze? So kommen Sie vielleicht zu dem Alternativgedanken: „Was die anderen über mein Aussehen denken, möchte ich gar nicht so wichtig nehmen."

Weitere Möglichkeiten, die negativen Gedanken ins Wanken zu bringen, sind der Perspektiv- und Rollenwechsel. Sie könnten sich zum Beispiel fragen, wie eine gute Freundin, die zufrieden mit ihrem Aussehen ist, mit einem solchen Gedanken umgehen würde. Sie würde sich vielleicht sagen: „Selbst wenn die anderen mich nicht leiden mögen – Hauptsache, ich tu's!". Oder Sie überlegen, was Sie selbst einer guten Freundin raten würden, die darunter leidet, sich unattraktiv zu fühlen. Sicherlich würden Sie ihr gut zureden und Beweise dafür liefern, weshalb ihre Annahme, unattraktiv zu sein, falsch ist. Hierüber fällt Ihnen vielleicht auf, dass Sie an dieser Stelle mit zweierlei Maß messen, gegenüber sich selbst also viel strenger sind als gegenüber anderen.

Es geht somit darum, die unangemessenen automatischen Gedanken zu überprüfen und zu einem passenderen Alternativgedanken zu gelangen, der dann wiederum ein angenehmeres Gefühl auslöst und zu entsprechendem Verhalten führt. Im Kasten finden Sie noch weitere Beispiele für Fragen, die Sie hierfür nutzen können.

Übung: Fragen zur Entwicklung von Alternativgedanken (nach Vocks & Legenbauer, 2010)

- Wie können Sie beweisen, dass Ihr Gedanke realistisch ist?
- Gibt es Erfahrungen aus Ihrem Leben, die darauf hinweisen, dass Ihre Annahme falsch ist?
- Würden Sie die Situation in ein paar Wochen oder Monaten noch genauso bewerten?
- Hat ein niedrigeres Gewicht dazu geführt, dass Sie zufrieden mit sich waren?
- Woher wissen Sie, dass Ihr Partner Sie weniger interessant fände, wenn Sie mehr wögen?
- Machen Sie es sich und anderen durch Ihre Gedanken leicht, Ihren Körper zu mögen?
- Inwieweit helfen Ihnen Ihre Gedanken, Ihre Ziele zu verwirklichen?
- Wie würde Ihr Leben aussehen, wenn Sie nicht perfekt aussehen müssten?
- Welche Vor- und Nachteile haben diese Gedanken und Überzeugungen für Sie?
- Wie geht Ihre Freundin damit um, nicht in Größe 36 zu passen?
- Was finden Sie an anderen Frauen attraktiv?
- Was würden Sie einer Freundin raten, die sich aufgrund ihrer Figur nicht mehr traut, ins Schwimmbad zu gehen?

Wichtig bei der Bearbeitung negativer Gedanken ist, dass die neuen Alternativgedanken glaubwürdig sind und Sie überzeugen. Wenn Sie einen neuen Gedanken oder eine neue Bewertung herausarbeiten, aber insgeheim doch am alten Gedanken „festhalten", wird dieser natürlich seine Bedeutung behalten und weiterhin Einfluss auf Ihr Empfinden und Verhalten nehmen. Deshalb geht es bei der Veränderung negativer Gedanken darum, genau zu überlegen und zu prüfen, an welcher Stelle der Gedanke widerlegt und durch einen passenderen Alternativgedanken ersetzt werden kann. Um noch besser zu verstehen, wie es aussehen kann, positive bzw. realistische Gedanken zu formulieren und damit den entsprechenden negativen Gedanken zu verändern, finden sich in Abbildung 13 einige Beispiele zur Bearbeitung negativer Gedanken.

Negative Gedanken		Angemessenere Gedanken
„Ich muss so schnell wie möglich abnehmen, deshalb werde ich ab morgen fasten."	→	„Nach einer Radikaldiät nimmt man sehr schnell wieder zu. Deshalb sollte ich meine Essgewohnheiten grundlegend ändern."
„Ich mag meinen Körper nicht und kann mich selbst nicht leiden."	→	„Es gibt auch schöne Dinge an meinem Körper und an mir als Person."
„Ich spüre ein großes Verlangen nach Essen und würde am liebsten alles in mich hineinstopfen."	→	„Ich kann meine Zeit für schönere Dinge nutzen, anstatt sie mit ständigem Essen und Erbrechen zu vergeuden. Außerdem wird es mir danach wieder schlecht gehen."
„Wenn ich abnehme, interessieren sich die anderen mehr für mich."	→	„Das ist eine typische Denkfalle. Niemand mag mich als Mensch, nur weil dünn bin."
„Ich werde dick, wenn ich etwas esse, deshalb muss ich standhaft bleiben und verzichten."	→	„Essen ist etwas Lebensnotwendiges. Wenn ich nicht mehr esse, als ich Hunger habe, dann werde ich auch nicht dick werden."
„Ich wollte doch gar nichts essen. Jetzt merke ich beim Sitzen meinen vollen Bauch und würde am liebsten erbrechen."	→	„Der Bauch dehnt sich bei allen Menschen nach dem Essen aus und verschwindet wieder, sobald die Nahrung verdaut ist – ganz von selbst, also ohne Erbrechen."
„Was denken die Leute hier wohl von mir? Ich habe Angst, mich zu blamieren. Wenn ich gut aussehe, akzeptieren mich die anderen vielleicht eher."	→	„Weil ich mir ständig Sorgen darum mache, was andere Leute von mir denken, genieße ich die Zeit mit ihnen gar nicht richtig. Ich sollte versuchen, einfach ich selbst zu sein. Außerdem muss mich nicht jeder mögen."

Abbildung 13: Beispiele für Gegenargumente zu negativen Gedanken

Vielleicht haben Sie bei sich einige der negativen Gedanken aus Abbildung 13 wiederentdeckt. In welchen Situationen könnte solch ein automatischer negativer Gedanke bei Ihnen auftreten? Wenn Sie eine Idee dazu haben, stellen Sie sich die Situation einmal bildlich vor:

- Welche möglichen Interpretationen bietet die Situation, abgesehen von automatischen negativen Gedanken?
- Wie realistisch oder hilfreich ist Ihr negativer Gedanke?

Überlegen Sie nun, ob es nicht einen Gedanken gibt, der positiver oder neutral ist und besser auf die Situation passen könnte. Wie so etwas aussehen kann, haben wir exemplarisch in Abbildung 14 beschrieben. Schauen Sie sich das dortige Vorgehen an und versuchen Sie dann für sich, Ihre vorgestellte Situation nach demselben Schema zu lösen. Nutzen Sie dazu das *Arbeitsblatt 9*.

Am Anfang ist es oft schwierig, passende Alternativbewertungen zu finden, die man auch überzeugend findet. Mit der Zeit und Übung wird

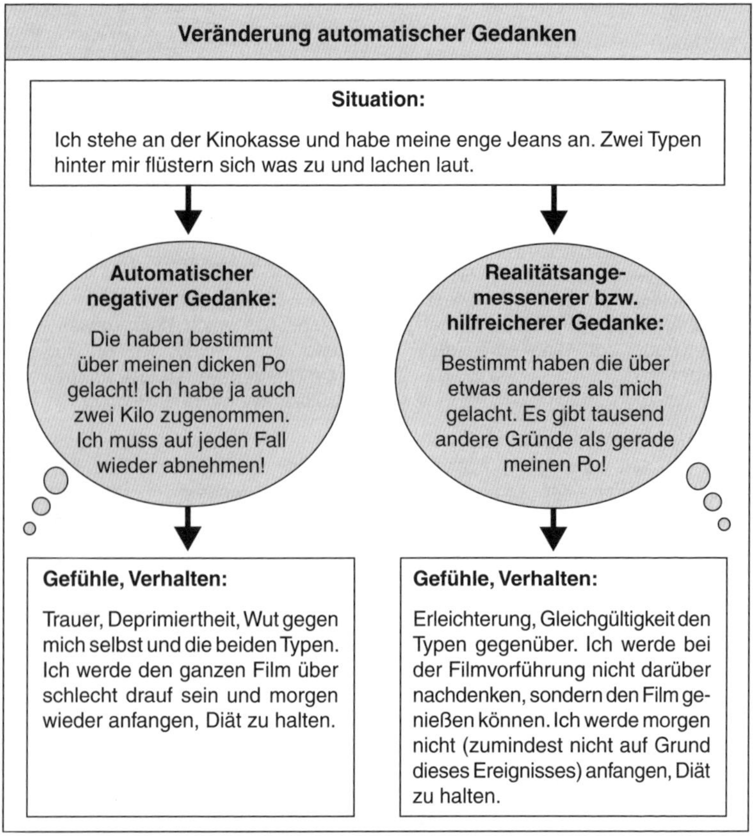

Abbildung 14: Veränderung automatischer Fehler (vgl. Vocks & Legenbauer, 2010)

Arbeitsblatt 9: Veränderung automatischer Gedanken

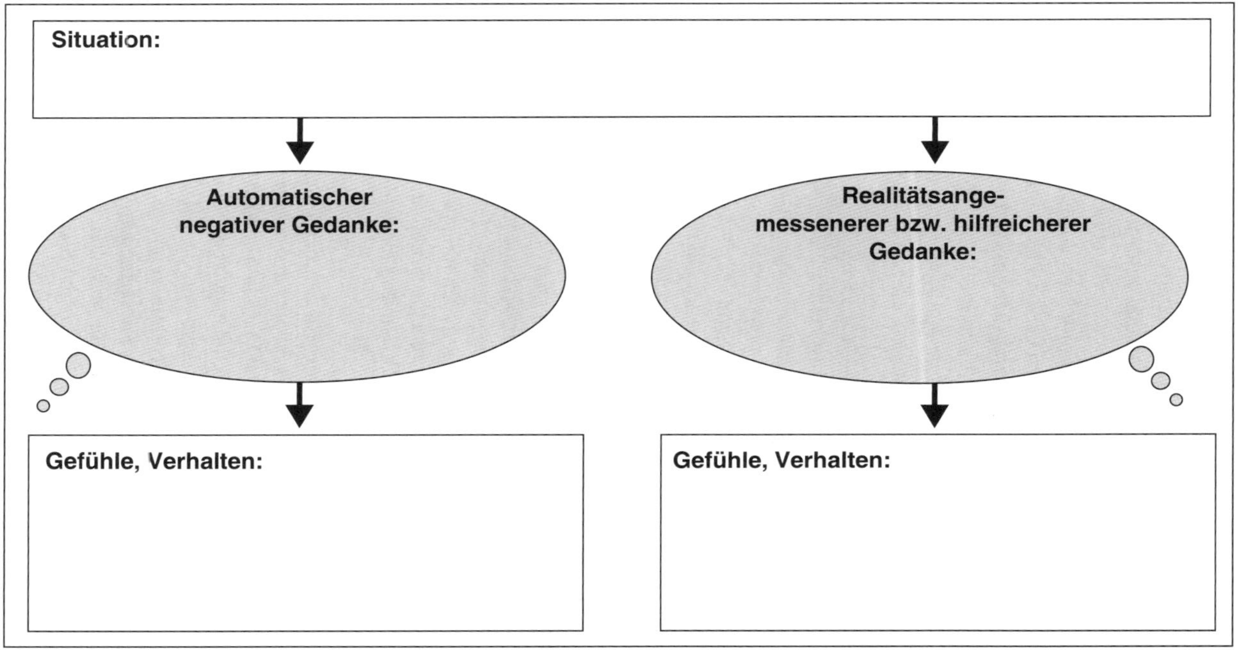

es leichter: Je häufiger Sie versuchen, alternative Gedanken zu entwickeln, desto natürlicher fühlen diese sich an. Der nächste Schritt ist dann, im Alltag bei auftretenden negativen Gedanken möglichst sofort zu überlegen, wie eine angemessene Interpretation aussehen könnte.

Zum Abschluss dieses Kapitels möchten wir Ihnen noch einmal anhand eines konkreten therapeutischen Gesprächs zeigen, wie sich so eine Veränderung vollziehen kann. Neue Denkmuster führen zu neuen Gefühlen und Verhaltensweisen und können Ihnen so helfen, Ihr Leben insgesamt entspannter zu gestalten. Auch wenn es mühselig erscheint, die Gedanken auseinander zu klauben und zu überprüfen – es lohnt sich.

Fallbeispiel: Anna

Anna: Also, ich war am Dienstag mit Jule im Kino und hatte meine enge Jeans an. Ich war mir schon ein bisschen unsicher wegen der Hose und habe mich oft gefragt, ob es nicht besser gewesen wäre, wenn ich meinen weiten Rock angezogen hätte. Als wir dann so eine Weile in der Schlange vor der Kinokasse standen, flüsterten sich zwei Typen hinter mir etwas zu und fingen laut an zu lachen. „Die haben bestimmt über meinen dicken Po gelacht", schoss es mir sofort in den Kopf und „Hätte ich bloß nicht diese Hose angezogen, wo ich in den letzten Wochen doch zwei Kilo zugenommen habe." Ich habe mir dann gleich vorgenommen, dass ich auf jeden Fall ab morgen Diät mache, um wieder abzunehmen. Die ganze Sache hat mich so bedrückt und traurig gemacht, dass ich dem Film gar nicht mehr richtig folgen konnte. Ich habe die ganze Zeit daran gedacht, wie dick und unattraktiv ich bin und hatte eine solche Wut auf die beiden Typen. Meine schlechte Stimmung hielt dann den ganzen Abend an. Ich habe am nächsten Tag tatsächlich direkt mit einer Diät begonnen.

Therapeutin: Sie haben nun sehr deutlich beschrieben, wie in einer typischen Situation automatische negative Gedanken auftreten, die wiederum Ihre Gefühle und Ihr Verhalten negativ beeinflusst haben. Um diese Kette zu unterbrechen, ist es wichtig, dass Sie Ihr Denken verändern, indem Sie anstelle der negativen Gedanken realitätsangemessenere oder hilfreichere Gedanken formulieren und sich diese dann selbst im Kopf vorsagen. Damit können Sie verhindern, dass negative Gefühle wie Traurigkeit und unangemessenes Verhalten, zum Beispiel eine Radikaldiät zu machen, entstehen. Überlegen Sie nun einmal – was hätten Sie sich vorsagen können, als die beiden Männer zu lachen anfingen und die beschriebenen negativen Gedanken bei Ihnen aufgetreten sind?

Anna: Vielleicht, dass sie über einen Scherz gelacht haben oder etwas Lustiges, was ihnen an dem Tag passiert ist?

Therapeutin: Ja, genau dies könnte der Fall gewesen sein. Es gibt aber noch sehr viele andere Möglichkeiten. Wäre es für Sie denn plausibel, dass die beiden Männer über einen Scherz oder eine witzige Begebenheit gelacht haben?

Anna: Ja, schon.

Therapeutin: Dann formulieren Sie bitte diese Annahme als Gedanken, der dann der Realität näher kommen würde.

Anna: Ich könnte mir denken: „Die haben bestimmt über etwas anderes als mich gelacht. Es gibt tausend andere Gründe als ausgerechnet meinen Po!"

Therapeutin: Sehr gut. Nun schließen Sie einmal Ihre Augen und stellen Sie sich bitte die Situation von Dienstag noch einmal ganz genau vor. Sie stehen in der Schlange vor der Kinokasse ... hinter Ihnen wird geflüstert ... es wird gelacht. Ihnen schießen die Gedanken „Die haben bestimmt über meinen dicken Po gelacht. Ich habe ja auch zwei Kilo zugenommen. Ich muss auf jeden Fall wieder abnehmen!" durch den Kopf. Jetzt denken Sie stattdessen an Ihre alternative, realitätsangemessenere Interpretation der Situation und sagen sich: „Die haben bestimmt über etwas anderes als mich gelacht. Es gibt tausend andere Gründe als ausgerechnet meinen Po!" Lassen Sie diese Gedanken einen Moment auf sich einwirken ... Wie fühlen Sie sich nun?

Anna: Ich fühle mich erleichtert. Die Typen hinter mir sind mir gleichgültig.

Therapeutin: Gut, Sie sind nun erleichtert. Wie wird der Abend jetzt verlaufen?

Anna: Ich werde den Film genießen können, weil ich nicht grübele oder traurig bin. Ich werde auch mein Essverhalten am nächsten Tag nicht verändern.

Therapeutin: Sehr schön. Diese Vorstellungsübung sollte Ihnen verdeutlichen, wie Sie automatische negative Gedanken ersetzen und deren Konsequenzen verhindern können. Es wäre schön, wenn Sie versuchen, Ihr Denken auf diese Weise in ähnlichen Situationen Ihres Alltages zu verändern.

5 Lernen, den Körper anders zu sehen

Viele Menschen, die an einer Essstörung leiden, lehnen ihren Körper ab. Sie behandeln ihn nicht als Teil ihrer selbst, sondern als ein verhasstes Objekt, einen Feind, den sie am liebsten loswerden möchten. Sie verweigern ihm Nahrung, treiben ihn bis zur Grenze der Leistungsfähigkeit, beobachten, kritisieren und bekämpfen ihn und seine Bedürfnisse.

Vielen Betroffenen fällt es schwer, ihren Körper zu betrachten, ihn zu berühren und sich mit ihm zu beschäftigen. Häufig wird der Körper auch ganz anders wahrgenommen, als er eigentlich ist. Selbst mit einem extrem niedrigen Gewicht empfinden einige Menschen mit Essstörungen ihren Körper noch als zu dick. Immer ist eine Stelle zu finden, die noch als zu dick oder unförmig erscheint und den Aufwand von Hungern, Erbrechen, exzessivem Sport oder Einsatz von Abführmitteln rechtfertigt. Ihren Körper annehmen und akzeptieren lernen heißt, sich von den Idealvorstellungen der anderen – wie zum Beispiel Medien, Familie und Freunden – und Ihren eigenen überhöhten Ansprüchen zu lösen und den Körper erst einmal kennen zu lernen. Den Körper zu mögen und akzeptieren ist daher ein wichtiger Schritt bei der Veränderung des negativen Körperbildes.

Wir haben uns bislang damit beschäftigt, welche Zusammenhänge zwischen einem geringen Selbstwertgefühl und der Ablehnung des eigenen Körpers bestehen. Bestimmte Denkmuster können dazu führen, dass Sie immer wieder in Ihren negativen Annahmen über sich selbst und Ihren Körper bestätigt werden. Das Denken wirkt sich auf die Gefühle, das Verhalten und die Wahrnehmung aus und steht in wechselseitiger Beziehung mit den anderen drei Komponenten des gestörten Körperbildes. Wenn wir also unsere Art zu denken verändern, beeinflussen wir damit unser Körperbild indirekt auch auf den anderen Ebenen.

Nachdem wir im vergangenen Kapitel herausgearbeitet haben, wie die Veränderung ungünstiger Gedankenmuster gelingen kann, konzentrieren wir uns nun auf eine weitere Komponente des gestörten Körperbildes – das Verhalten. Sehen Sie sich dazu am besten nochmals die Abbildung 2 zu den Komponenten des Körperbildes in Kapitel 2 an (vgl. Seite 21).

Ein gestörtes Körperbild zeigt sich, wie in Kapitel 2 bereits dargestellt, unter anderem durch bestimmte Verhaltensweisen. Im Folgenden gehen wir intensiver auf diese Verhaltensmuster ein und schlagen Ihnen dann eine Reihe von Übungen vor, die Sie zur Modifikation des gestörten Körperbildes auf der Verhaltensebene einsetzen können. Hierbei wird es darum gehen, sich mit dem Körper gezielt auseinanderzusetzen, zum Beispiel durch das Betrachten des gesamten Körpers im Spiegel. Die Übungen werden höchstwahrscheinlich intensive Gefühle auslösen und sicherlich auch mit negativen Gedanken einhergehen. Sie haben bereits gelernt, wie Sie negative Gedanken verändern können. Dieses Prinzip soll jetzt anhand von Spiegel- und Videoübungen auf die Wahrnehmung des Körpers übertragen werden. Ziel der Übungen ist es, das Sie das „innere Bild", das Sie von Ihrem Körper haben, überprüfen und körperbezogenes Vermeidungsverhalten überwinden.

5.1 Die Vogel-Strauß-Technik – Was ist eigentlich Vermeidungsverhalten?

Bevor wir Ihnen konkrete Aufgaben vorschlagen, möchten wir noch einmal die verschiedenen Arten von körperbezogenem Vermeidungsverhalten und dessen Folgen verdeutlichen.

Unter körperbezogenem Vermeidungsverhalten versteht man nicht nur, sich nicht mehr im Spiegel zu betrachten. Es kann viel weitreichender sein. Durch das negative Körperbild kann es zu Einschränkungen der Lebensqualität in den verschiedensten Bereichen kommen. Das können zum einen bestimmte Aktivitäten sein, die man nicht mehr oder nur unter Unwohlsein ausübt – wie zum Beispiel ins Schwimmbad oder in die Sauna zu gehen, aber auch die Vermeidung von Orten wie Sammelumkleidekabinen beim Schulsport oder im Fitnessclub. Weiteres

Vermeidungsverhalten kann sich darin äußern, kaschierende, also weite oder dunkle Kleidung zu tragen oder körperliche Nähe und sexuelle Begegnungen zu vermeiden. Das Vermeidungsverhalten zeigt sich jedoch nicht nur im Kontakt mit anderen, sondern oft auch allein. Zum Beispiel vermeiden es viele, sich zu wiegen oder sich selbst nackt zu sehen. Manche duschen oder baden mit Kleidung, um nicht dem eigenen Anblick ausgesetzt zu sein. Oft wird der Körper insgesamt vernachlässigt, zum Beispiel nicht eingecremt oder gepflegt, da die Betroffenen es nicht aushalten, sich zu berühren oder anzuschauen.

Das Vermeiden dieser und ähnlicher Situationen führt dazu, dass unangenehme Gefühle wie Ekel oder Wut ferngehalten werden. Dies funktioniert jedoch nur kurzfristig, da sich die negative Sicht auf den Körper durch diese Verhaltensweisen immer wieder verstärkt und daher auch immer mehr negative Gefühle in Zusammenhang mit dem Körper auftreten. Langfristig verfestigt sich so das negative Körperbild.

Vermeidung im Umgang mit dem Körper ist jedoch nur eine Strategie, die Einsatz findet. Viele Betroffene machen das genaue Gegenteil – sie beschäftigen sich ständig mit dem Körper und überprüfen permanent, ob sich daran etwas verändert hat. Dies geschieht durch ständige Kontrolle des Körperumfangs und Gewichts, zum Beispiel durch Wiegen nach den Mahlzeiten, Abmessen und Abtasten bestimmter Körperbereiche, Überprüfen der Passform von Kleidung und Schmuckstücken wie Uhren oder Ringen, durch Vergleiche mit anderen, ständige Rückversicherungen und durch Betrachten des eigenen Äußeren in Spiegeln und Fensterscheiben. Auch körperbezogene Kontrollstrategien haben die Funktion der Vermeidung – durch das Kontrollieren wird, ebenso wie durch die oben genannten Vermeidungsstrategien, das Auftreten unangenehmer Gefühle verhindert.

Somit sind all diese Verhaltensweisen kurzfristig sehr entlastend, da sie dazu führen, dass man sich nicht den unangenehmen Gefühlen aussetzen muss, die im Zusammenhang mit der Beschäftigung mit dem eigenen Körper auftreten. Auf lange Sicht stabilisieren sie jedoch das negative Körperbild. Das ist so, als ob man aus Angst vor dem Bohren nicht zum Zahnarzt geht, weil man weiß, dass es unangenehm wird. Kurzfristig ist man erleichtert und kann die Zahnschmerzen verdrängen, aber langfristig werden die Probleme immer größer. Es entsteht also eine Art Teufelskreis, da die negativen und oft auch wenig realistischen Vorstellungen über den Körper und das eigene Aussehen so niemals korrigiert werden können. Wenn man nicht zum Zahnarzt geht, macht man nicht die Erfahrung, dass es gar nicht so schlimm ist und man es übersteht, selbst wenn gebohrt werden muss. Ebenso fehlt bei ausgeprägtem Vermeidungsverhalten die korrigierende Erfahrung, dass die Auseinandersetzung mit dem Körper gar nicht so schlimm ist wie erwartet.

Wie das bei Frau S. passiert ist, ist in folgendem Fallbeispiel zu sehen:

Fallbeispiel: Frau S.

Angefangen hat es damit, dass ich, wenn ich abends mit Freunden ausgegangen bin, immer das Gefühl hatte, dass mich die anderen beim Tanzen anstarren. Bald habe ich mich nicht mehr getraut, enge Klamotten zu tragen, wenn ich tanzen gegangen bin. Damit habe ich mich aber noch unwohler gefühlt, weil ich dachte, dass ich jetzt noch mehr auffalle, weil alle anderen schicker angezogen waren als ich. Ich bin dann zuerst noch mit meinen Freunden mitgegangen und habe aufs Tanzen verzichtet. Aber das hat dann überhaupt keinen Spaß mehr gemacht, vor allem, weil die anderen mich ständig gefragt haben, was mit mir los sei und warum ich nicht mehr mit auf die Tanzfläche komme. Irgendwann bin ich dann gar nicht mehr mitgegangen und habe mir Ausreden einfallen lassen. Die anderen haben mich schließlich auch nicht mehr gefragt und sind allein losgezogen. Damals dachte ich, dass sie bestimmt froh darüber waren, dass ich mich ausgeklinkt hatte, weil es ihnen sicher peinlich war, sich mit mir sehen zu lassen.

An diesem Beispiel ist gut ersichtlich, wie durch negative Gedanken und falsche Interpretationen der Ursachen für das Unwohlsein Vermeidungsverhalten entstehen, welches wiederum zu einer Bestätigung der negativen Annahmen führt. Um sowohl die negativen Annahmen als auch das Vermeidungsverhalten abzubauen, ist es wichtig, die Einstellung zum Körper zu verändern. Dazu möchten wir Ihnen, bevor wir mit der Durchführung der Übungen beginnen, erklären, warum Spiegelübungen und Videoaufzeichnungen in der Behandlung der Körperbildstörung wichtig sind. Im folgenden Kasten sind daher allgemein die Vorgehensweise und die Hintergründe dieser so genannten Expositionsbehandlungen erläutert.

Expositionsübungen in der Behandlung des negativen Körperbildes

1. Was sind Expositionsübungen und welches Ziel haben sie?

Bei der Durchführung von Expositionsübungen setzt man sich bewusst Situationen aus, vor denen man Angst hat. Wenn Sie zum Beispiel Angst vor Höhe haben, würde das bedeuten, dass Sie auf einen Turm oder eine Aussichtsplattform steigen und sich dort Ihrer Angst vor Höhe stellen.

Bezogen auf ein negatives Körperbild heißt das, dass Sie sich verschiedenen Situationen, die mit dem Körper zusammenhängen und die Sie normalerweise vermeiden, aussetzen. Ziel einer solchen Konfrontation ist die Gewöhnung und dadurch der Abbau der negativen Gefühle, so dass die Situation von Mal zu Mal besser auszuhalten ist und keine oder nur noch geringe negative Gefühle erzeugt. Dadurch kann Vermeidungsverhalten abgebaut werden. Zusätzlich können automatische negative Gedanken in Bezug auf den eigenen Körper aufgedeckt und analog der Vorgehensweise im vorangegangenen Kapitel in realitätsangemessenere bzw. hilfreiche Alternativgedanken umgewandelt werden.

Das Vorgehen basiert auf der Annahme, dass sich die betroffenen Personen als dicker oder unattraktiver einschätzen als sie tatsächlich sind. Da sie es meist als sehr unangenehm erleben, den vermeintlich zu dicken Körper zu betrachten, vermeiden sie es, sich mit ihm auseinanderzusetzen. Das hat zur Folge, dass das verzerrte Körperbild nicht hinsichtlich der Realitätsangemessenheit überprüft wird. Durch das Betrachten des eigenen Körpers soll nun dieses Bild korrigiert werden und ein realistischeres Körperbild entstehen.

Ein weiteres Ziel der Körperkonfrontationsübungen kann darin liegen, den Aufmerksamkeitsfokus zu ändern, also nicht mehr nur auf die vermeintlich negativen Körperbereiche zu schauen, sondern insbesondere auf positive Merkmale zu achten. Diese werden somit wieder in die Bewertung des eigenen Körpers einbezogen Das ist besonders wichtig, da die Maßstäbe hinsichtlich der eigenen Attraktivitätsbewertung oft extrem hoch sind und sich fast ausschließlich auf die Eigenschaften „dick-dünn“ beziehen. Die Betroffenen sollen durch die Expositionsübung darin unterstützt werden, sich mit dem eigenen Körper anzufreunden und ihm gegenüber positive Gefühle zu entwickeln.

Je nachdem, welches der Ziele (Angstreduktion oder Aufmerksamkeitslenkung auf positive Aspekte) im Vordergrund steht, wird ein unterschiedliches Vorgehen gewählt. Steht die Angstreduktion im Vordergrund, weil zum Beispiel sehr viele Situationen vermieden werden, würde die Aufmerksamkeit der betroffenen Person v. a. auf die als negativ bewerteten und angstbesetzten Körperteile gelenkt werden. Steht eher die Veränderung der Wahrnehmung im Vordergrund, wird genau das nicht getan, sondern auf den Einbezug weiterer (positiver) Attribute jenseits der Dimension „dick-dünn" geachtet.

2. Wie funktioniert die Exposition?

Übungen zur Reduktion der unangenehmen Gefühle (also die längere Beachtung der negativ bewerteten Körperteile) basieren auf der Annahme, dass bei der Konfrontation ein negatives Gefühl (z. B. Angst) entsteht, das durch körperliche Vorgänge wie beispielsweise eine gesteigerte Herzrate oder Muskelanspannung spürbar wird. Der menschliche Körper ist nicht darauf ausgelegt, eine solche Anspannung auf Dauer zu ertragen, das heißt, irgendwann macht der Körper „schlapp" und reduziert das körperliche Anspannungsniveau wieder. Damit geht auch das „gefühlte negative Erleben" zurück. Konfrontationsübungen machen sich diesen Mechanismus zunutze: Die Betroffenen schauen so lange in den Spiegel, bis das Anspannungsgefühl vorbeigeht und nicht mehr als so unangenehm erlebt wird. Je öfter also die Körperkonfrontation durchgeführt wird, desto weniger bedrohlich wird sie erlebt, bis schließlich beim Blick in den Spiegel keine Angst mehr oder nur noch wenige unangenehme Gefühle auftreten. Man könnte auch von einem „Abhärtungseffekt" sprechen, ähnlich dem, wenn man in kaltes Wasser springt, das anfangs sehr unangenehm ist, bis sich der Körper an den Kältereiz gewöhnt hat. Diese „Abhärtung" oder Gewöhnung soll durch die Exposition erreicht werden.

3. Wie geht man bei einer Exposition vor?

Es gibt zwei unterschiedliche Möglichkeiten, eine Exposition durchzuführen – man kann mit der schwersten oder der leichtesten Angstsituation anfangen.

Zunächst muss man überlegen, welche Situationen überhaupt vermieden werden und welche Gedanken und Gefühle damit in Zusammenhang stehen. Als nächsten Schritt ordnet man diese Situationen nach ihrer Schwierigkeit in einer Hierarchie ein.

Sind die Situationen in einer Hierarchie geordnet, entscheidet man sich für das entsprechende Vorgehen (die schwerste Situation zuerst oder ein langsames, gestuftes Vorgehen von der leichtesten zur schwierigsten Situation). Beide Vorgehensweisen haben Vor- und Nachteile:

Beginnt man mit der schwierigsten Situation, ist die Hemmschwelle zur Durchführung zunächst viel höher. Auch kann es hier eher zu einem Abbruch der Übung kommen, da sich die betroffene Person vielleicht überfordert fühlt. Durch den Abbruch wird die Angst zwar kurzfristig gesenkt, kann langfristig aber nicht bewältigt werden. Dies würde als Misserfolg erlebt werden und könnte dazu führen, dass das Vermeidungsverhalten verstärkt wird. Gelingt es, die Angst in der Situation auszuhalten und zu spüren, wie diese sich verringert, ist das eine sehr positive Erfahrung und kann dazu führen, dass das Vermeidungsverhalten deutlich schneller aufgegeben wird. Diese Vorgehensweise sollten Sie allerdings nur in Zusammenarbeit mit einem Therapeuten durchführen. Es ist wichtig, die Exposition gut zu planen, damit sie gelingt und kein Misserfolgserlebnis wird. Bei der Konfrontation mit dem eigenen Körper könnte so eine Situation eine Spiegelübung in Badebekleidung, bspw. einem Bikini sein.

Beginnt man dagegen mit der leichtesten Situation, ist die Angst vielleicht so gering, dass kein spürbarer Abfall der negativen Gefühle vorhanden ist, was ebenfalls dazu führt, dass das Vermeidungsverhalten nicht verändert wird. Ein anderer Nachteil ist, dass eventuell der Eindruck entsteht, man habe die Situation nur bewältigt, weil sie nicht so schwierig war und deshalb keine Verallgemeinerung auf andere Situationen erfolgen kann. Außerdem kann es bei diesem gestuften Vorgehen sehr lange dauern, bis man bei der schwierigsten Situation angekommen ist. Es ist daher ratsam, falls Sie einen Therapeuten haben, gemeinsam zu besprechen, welche Situation als erste angegangen werden sollte, um einen ausreichenden Schwierigkeitsgrad zu erreichen und trotzdem ein Erfolgserlebnis zu schaffen.

Wenn Sie die Übungen selbstständig, d. h. ohne Therapeutin durchführen, ist es ratsam, die gestufte Methode zu wählen.

5.2 Übung macht den Meister – Vermeidungsverhalten abbauen

Wir haben Ihnen nun die Hintergründe und Konsequenzen von körperbezogenem Vermeidungsverhalten erklärt und dargestellt, warum Expositionsübungen durchgeführt werden. Wir unterscheiden bei Expositionsübungen in diesem Buch zwischen „Spiegelübungen“ und „Außenübungen“. Spiegelübungen sind Expositionen, die Sie in vertrauter Umgebung, zum Beispiel zu Hause, durchführen. Die Aufgabe besteht darin, den eigenen Körper in einem Ganzkörperspiegel zu betrachten und sich an ihn zu gewöhnen, sodass sich Ihre Einstellung zu Ihrem Körper positiv verändert. Sie können die Übung alleine oder im Beisein einer vertrauten Person, zum Beispiel Ihrer Therapeutin, ausführen. Die Erfahrungen, die Sie während der Spiegelübungen sammeln, können die Außenübungen sehr erleichtern. Unter Außenübungen verstehen wir Expositionen, die vor allem darauf abzielen, das Vermeiden spezifischer Situationen wie zum Beispiel eines Schwimmbad- oder Saunabesuchs, abzubauen. Um dieses Verhalten zu verändern, ist es notwendig, genau jene Situationen aufzusuchen, das heißt, dass Sie diese Art von Expositionsübung sehr wahrscheinlich außerhalb Ihrer Wohnung oder im Kontakt mit anderen Menschen durchführen werden – daher die Bezeichnung „Außenübung“.

Wir empfehlen Ihnen, mit den Spiegelübungen anzufangen, da es wichtig ist, den Körper zunächst allein und in Ruhe kennenzulernen. Dazu gibt es zwei mögliche Vorgehensweisen, die im Kasten zu „Expositionsübungen“ (vgl. Seite 90 ff.) erklärt wurden – zum einen die Gewöhnung an das eigene Spiegelbild und das damit verbundene Absinken negativer Gefühle, zum anderen das Entdecken positiver Aspekte bei der Betrachtung des eigenen Körpers. In den folgenden zwei Abschnitten werden Ihnen Anleitungen zum Durchführen beider Übungsarten gegeben. Wir beginnen mit der Gewöhnung an das Spiegelbild. Sie sollten erst mit dem zweiten Teil der Spiegelübungen beginnen, wenn Sie sich damit wohl fühlen, Ihr Spiegelbild zu betrachten und dies mit deutlich weniger Anspannung und negativen Gefühlen aushalten können. Es gibt in diesem Abschnitt eine Reihe von Arbeitsblättern, die ganz konkrete Schritte bei der Durchführung einer Spiegelübung vorschlagen und es möglich machen, die Veränderungen im Verlauf mehrerer Übungsdurchgänge und Übungstage zu protokollieren. Nehmen Sie sich ausreichend Zeit zur Planung und Durchführung – nichts ist entmutigender und frustrierender als schief gegangene Übungen vor dem Spiegel.

Spieglein, Spieglein an der Wand … jetzt gilt es!

Egal – ob Sie eine Spiegelexposition planen oder eine Außenübung machen, es ist immer wichtig, für sich verbindlich festzulegen, wann und wo Sie die Übungen durchführen möchten. Dies hat zum einen den Vorteil, dass Sie sich dafür ungestört Zeit nehmen können und die Übungen nicht wegen Termindruck abbrechen müssen. Dies ist sehr wichtig, denn um eine Veränderung des Gefühls und der Wahrnehmung zu erreichen, sollten die Übungen immer zu Ende geführt werden. Außerdem steigt die Wahrscheinlichkeit, dass Sie die Übung überhaupt durchführen, wenn Sie es für sich verbindlicher machen.

Übung: Vorbereitung der Spiegelexposition

Bitte beantworten Sie folgende Fragen, bevor Sie sich im Spiegel betrachten. Überprüfen Sie die Einträge noch einmal, nachdem Sie sich im Spiegel betrachtet haben.

Gibt es Unterschiede zwischen beiden Körperhälften? Welche?

____

Welche Teile Ihres Körpers kennen Sie gut, welche weniger?

Was fällt Ihnen an der Vorderseite, was an der Rückseite Ihres Körpers auf?

Welche Qualität und Farbe hat Ihre Haut?

Was mögen Sie an Ihrem Körper und was stört Sie?

Was spüren Sie körperlich?

Bitte beantworten Sie diese Frage nach der Spiegelübung: Gab es zwischen, vor und nach der Spiegelübung Unterschiede darin, wie Sie sich beschrieben haben?

Falls die Angst vor solch einer Übung sehr groß ist, können Sie mit sich oder einer Person Ihres Vertrauens einen „Vertrag" darüber abschließen, der Sie dazu verpflichtet, im Laufe der nächsten Woche an bestimmten Tagen Expositionsübungen durchzuführen (vgl. *Arbeitsblatt 10*). Wenn Sie diese Übung dann trotz Vertrag nicht durchführen, können Sie sich bei dieser Person zum Beispiel verpflichten, eine bestimmte Aufgabe zu tun. Dies soll Sie dazu motivieren, Ihren „inneren Schweinehund" zu überwinden.

Wenn Sie sich dazu entschlossen haben, eine Spiegelexposition zu machen, gehen Sie bitte anhand der Anleitung im Kasten auf Seite 97 vor. Bevor Sie jedoch mit der Expositionsübung anfangen, sollten Sie die Übung „Vorbereitung der Spiegelexposition" (vgl. Seite 94) bereits durchgeführt haben. Diese soll Ihnen helfen, festzustellen, wie Sie sich zum jetzigen Zeitpunkt wahrnehmen, um dann nach der Exposition überprüfen zu können, ob sich dies durch die Betrachtung verändert.

Arbeitsblatt 10: „Ich verspreche mir“

Ich ________________________________ (Vor- und Nachname) verspreche hiermit, dass ich die folgenden Spiegelübungen bzw. Außenexpositionen an den geplanten Tagen durchführen werde.

____

Ort, Datum Unterschrift

Tag	Datum	Zeit	Ort, Art der Übung
1			
2			
3			
4			
5			

Es ist wichtig, dass Sie diese Fragen vor der Übung beantworten, da sonst keine Überprüfung der Annahmen möglich ist.

Übung: Anleitung zur Spiegelexposition I

Vielleicht haben Sie die Konfrontation mit dem eigenen Körper schon lange vermieden. Somit kann die Übung für Sie anfangs sehr schwierig und belastend sein. Wichtig ist, dass Sie dennoch mit den Übungen fortfahren bzw. sie überhaupt erst in Angriff nehmen, denn es ist zu erwarten, dass sie Ihnen langfristig dabei helfen, sich Ihrem Körper und den damit verbundenen Gefühlen zu stellen.

Bereiten Sie alles in Ruhe vor – die Auswahl der Kleidung, die Beleuchtung und den Ort (Badezimmer, Schlafzimmer, Diele etc.). Sie sollten ungestört sein. Planen Sie genügend Zeit ein, ohne dass Anrufer oder anwesende Personen Sie stören. Legen Sie fest, wie Sie vorgehen. In dieser Anleitung beginnen wir mit der Beschreibung des Gesichts und gehen dann abwärts alle Körperteile durch. Bitte betrachten Sie nacheinander folgende Körperteile:

- Kopf mit Augen, Nase, Mund, Kinn, Stirn, Wangen, Ohren und Hals
- Schultern
- Arme mit Ober- und Unterarmen sowie Hände und Finger
- Beine mit Ober- und Unterschenkeln sowie Knie und Füße
- Rumpf mit Bauch, Brust, Rücken, Taille und Po

Beschreiben Sie jedes Körperteil einzeln. Achten Sie darauf, neutrale Beschreibungen zu verwenden. Also anstatt zu sagen: „Ich habe schreckliche Pausbacken“, versuchen Sie, den Körperteil oder -bereich so zu beschreiben, wie Sie dies bei einer neutralen Person täten, z.B: „Die Wangen sind rund, voll und leicht gerötet. Wenn ich lächele, bilden sich rechts und links Grübchen.“

Zur Hilfestellung können Sie das *Arbeitsblatt 11* nehmen und nach der Übung aufschreiben, was genau Sie gesehen haben, während Sie die verschiedenen Körperteile betrachtet haben.

Arbeitsblatt 11: Notizen bei der Spiegelexposition

Bitte füllen Sie das Blatt aus, nachdem Sie sich im Spiegel betrachtet haben. Wie haben Sie die einzelnen Körperteile wahrgenommen?	
Kopf	Augen
	Nase
	Mund
	Kinn
	Stirn
	Wangen
	Ohren
	Hals
Schultern	
Arme	Oberarme
	Unterarme
	Hände
	Finger

Beine	Ober- schenkel	
	Unter- schenkel	
	Knie	
	Füße	
Rumpf	Bauch	
	Brust	
	Taille	
	Rücken	
	Po	

Arbeitsblatt 12: Protokollbogen

Tag	Dauer	Beginn der Übung		Intensität d. Gefühle	Ende der Übung		Intensität d. Gefühle	Bewertung	
		Gedanken	Gefühle	0=gar nicht 10=sehr stark	Gedanken	Gefühle	0=gar nicht 10=sehr stark	gut gelaufen	nicht gut gelaufen

Tag	Dauer	Beginn der Übung		Intensität d. Gefühle	Ende der Übung		Intensität d. Gefühle	Bewertung	
		Gedanken	Gefühle	0=gar nicht 10=sehr stark	Gedanken	Gefühle	0=gar nicht 10=sehr stark	gut gelaufen	nicht gut gelaufen

Das *Arbeitsblatt 11* ist für Ihre Notizen während der Exposition gedacht. Hier können Sie stichpunktartig vermerken, was Ihnen an den einzelnen Körperbereichen aufgefallen ist und wie Sie dieses wahrgenommen haben.

Zudem ist es sehr wichtig, auch die Veränderungen in der Körperwahrnehmung festzuhalten, da diese je nach Abstand der Übungen voneinander und je nach Tagesform nicht immer gleich stabil bleibt, sondern Schwankungen aufweist. Meist dauert es eine Zeit lang, bis sich die neue Sichtweise auf den Körper festigt. Um nicht auf halber Strecke die Motivation zu verlieren, sollten die Ergebnisse jedes Übungsdurchgangs auf dem *Arbeitsblatt 12* protokolliert werden. Dieser Protokollbogen gibt Ihnen die Möglichkeit, die Veränderungen über den Verlauf mehrerer Übungsdurchgänge zu dokumentieren und festzuhalten, wie sich Ihr Gefühl, Ihr Denken und Ihre Wahrnehmung über die mehrfachen Übungen verändern.

Im Folgenden sehen Sie, wie Frau S. die Spiegelübung durchgeführt hat:

Fallbeispiel: Frau S.
Ich fand es zunächst sehr schwierig, mich überhaupt vor den Spiegel zu stellen. Zum einen, weil ich starke Angst vor der Konfrontation mit meinem Körper hatte, zum anderen aber auch, weil ich mich nicht dazu motivieren konnte, da es ja durchaus Dinge gibt, die mehr Spaß machen. Es hat mir sehr geholfen, im Vorfeld konkret zu planen und aufzuschreiben, wann ich die Übungen durchführe – sonst hätte ich das wahrscheinlich ewig vor mir hergeschoben. In der ersten Woche habe ich die Spiegelübungen jeweils vormittags eingeplant, weil ich dann allein zu Hause war. Die ersten beiden Male habe ich die Übungen vor dem Frühstück gemacht, damit mein Bauch dabei möglichst flach aussieht. Beim dritten Mal habe ich es geschafft, erst zu frühstücken und dann die Spiegelübung zu machen. Zuerst dachte ich, dass mein Körperbild sowieso nicht besser wird, aber der Blick auf den Protokollbogen (*Arbeitsblatt 12*) hat mir verdeutlicht, dass es von Mal zu Mal Veränderungen gab, wenn auch manchmal nur sehr kleine. Das hat mir geholfen, mich zu überwinden und die nächste Übung anzugehen.

Beim ersten Mal habe ich es so gemacht, wie es in der Anleitung beschrieben war. Ich habe mir den Schlafzimmerspiegel ausgesucht, weil das Licht dort weich und der Spiegel sehr groß ist. Außerdem habe ich für eine angenehme Zimmertemperatur gesorgt, damit ich in Unterwäsche nicht zitternd vor dem Spiegel stehen muss. Als erstes stellte ich fest, dass es mir sehr schwerfiel, mich beim Betrachten an die vorgegebene Reihenfolge zu halten. Ich habe gemerkt, dass ich dazu neige, zuerst auf meine „schlimmsten Stellen“ zu schauen: Bauch und Oberschenkel. Es ist so schwer, sich von diesen Stellen zu lösen und sich auf Teile des Körpers zu konzentrieren, die man sonst eigentlich nie wahrnimmt. Angefangen habe ich dann mit dem Gesicht. Das war schwierig, weil ich meine Pausbacken nicht ausstehen kann und es sehr schwer war, neutrale Worte dafür zu finden. Nach dem Gesicht und dem Hals bin ich zu den Armen und Händen übergegangen. Besonders schlimm fand ich auch schon immer meine Oberarme, weil sie auf mich so dick wirkten. Ich habe mich nie getraut, ärmellose Tops zu tragen und habe manchmal zum Kaschieren sogar ein Tuch um die Arme geschlungen. Aber nachdem ich meine Oberarme nun neutraler beschrieben habe und sie vor allem im Verhältnis zum Rest meines Körpers sehen konnte, fand ich sie gar nicht mehr so schlimm. Es kam mir richtig blöd vor, dass ich mich deswegen immer so angestellt habe.

Richtig schwierig wurde es wieder, als ich nach meiner Brust den Bauch beschreiben musste. Ich fand den Anblick überhaupt nicht schön – dick und an den Seiten speckig. An dieser Stelle wurde es sehr anstrengend. Am liebsten hätte ich mit der Übung aufgehört. Mir sind die Tränen in die Augen gestiegen, aber ich habe es tatsächlich ausgehalten und nicht abgebrochen. Ich will einfach nicht mehr, dass mein Bauch über meine Stimmung entscheidet. Ich habe dann angefangen, meinen Nabel und das Muttermal auf der linken Seite zu beschreiben. Irgendwann hatte ich dann den Gedanken: „So schlimm wie eben finde ich ihn gar nicht mehr.“ Und ich dachte an meine Alternativgedanken: „Dass der Bauch sich ein bisschen wölbt, ist ganz normal. Je nachdem, ob man etwas gegessen hat oder wie weit man im Zyklus ist, sieht der Bauch nun mal unterschiedlich aus.“ Irgendwie hat das geholfen.

Schwierig waren auch noch die Oberschenkel, die als nächstes an der Reihe waren. Hier habe ich tatsächlich eine neutrale Beschreibung hinbekommen, was mich selbst überrascht hat. Auch der Rest der Übung lief dann ganz gut. Ich war zwar hinterher sehr erschöpft und ausgelaugt, aber ich hatte nicht mehr so viel Angst wie vorher und war auch ein bisschen stolz auf mich.

Wie Frau S. beschreibt, kann solch eine Spiegelübung sehr anstrengend sein. Leider ist es mit einmaligem Üben nicht getan. Sie sollten, wenn möglich, mehrmals wöchentlich bis täglich üben. Nehmen Sie sich Zeit und setzen Sie sich nicht unter Druck.

5.3 Die Schokoladenseite entdecken ... durch die rosarote Brille geblickt

Bis jetzt haben Sie im Leben viel Erfahrung damit gesammelt, Ihren Körper von außen zu betrachten, ihn zu kritisieren und zu kontrollieren. Eine Möglichkeit der Annäherung ist daher nicht nur die Auseinandersetzung mit dem verhassten Spiegelbild, sondern auch die Aufmerksamkeitslenkung auf positive Aspekte des eigenen Körpers beim Betrachten des Spiegelbildes.

Bei den bisherigen Übungen haben Sie sich mit bislang vermiedenen Körperpartien auseinandergesetzt. Wenn Sie sich an die Beschreibung über den Sinn von Expositionsübungen erinnern, dann gehörten diese Übungen bisher in den Bereich der Angstverminderung. Im nächsten Schritt möchten wir deshalb mit Ihnen auch noch die zweite Art der Exposition durchführen – die Aufmerksamkeitslenkung auf positive Seiten des Körpers. Diesmal steht also die Beschreibung der positiven Eigenschaften im Vordergrund. Die Materialien sind so ähnlich aufgebaut wie die Arbeitsblätter aus dem letzten Abschnitt. Beginnen Sie mit der Konzentration auf positive Aspekte erst, wenn Sie die Exposition vor dem Spiegel gut aushalten können und sich an Ihr Spiegelbild gewöhnt haben.

Im Folgenden ist beschrieben, wie sich Frau S. im Spiegel betrachtet und dabei versucht, positive Aspekte des Körpers zu finden.

Fallbeispiel: Frau S.
Ich finde immer noch unangenehm, mich im Spiegel anzusehen. Ich habe mich zwar schon durch die anderen Übungen daran gewöhnt, aber es ist immer noch irgendwie komisch. Also, wenn ich meinen Kopf anschaue,

dann finde ich, dass meine Haare schön sind. Sie sind ziemlich lang geworden im letzten Jahr und berühren meinen Rücken. Ich kann sie fühlen, wenn ich meinen Kopf leicht bewege. Das ist ein sehr angenehmes Gefühl, weil das Haar so weich ist. Außerdem sieht es in dem Licht glänzend aus. Doch, mein Haar gefällt mir wirklich gut. Mein Gesicht – ja, das ist ganz okay. Es ist ziemlich rundlich, aber ich habe hohe Wangenknochen, die meinem Gesicht ein ganz interessantes Aussehen verleihen. Die habe ich von meiner Mutter geerbt. Ja, ich würde sagen, dass ich meine Wangenknochen gerne mag – im Gegensatz zu meiner Nase. Die ist zu lang und zu groß. Aber ich soll ja nun positive Dinge beschreiben. Meine Augenfarbe mag ich auch gern. Meine Augen sind je nach Stimmung grau-grün oder grün-blau. Das ist schon mehreren Freunden von mir aufgefallen, und ich mag das auch, weil es etwas Besonderes ist. Mein Hals, ja, der ist okay, nicht zu kurz oder zu lang – dazu kann ich eigentlich nicht viel sagen. Meine Schultern sind zu rund und fallen zu sehr ab. Aber schlimm ist das nicht. Meinen Brustansatz mag ich gerne, der sieht irgendwie gut aus. Ansonsten finde ich, dass ich zu viel Busen habe. Das mag ich wiederum gar nicht. Mein Bauch – kein Kommentar. Na ja, was mir gefällt, ist die Form des Bauchnabels, der ist klein und rund und sieht zusammen mit dem Muttermal daneben eigentlich ganz schön aus. Meine Beine gefallen mir gar nicht – bis auf meine Fesseln. Die haben eine schöne Form, besonders, wenn ich etwas höhere Schuhe trage. Meine Hände mag ich auch, die sind sehr gepflegt und die Nägel sehen gesund aus. Eigentlich mag ich doch ein paar Dinge an mir. Aber zu meinen Oberschenkeln zum Beispiel fällt mir wirklich nichts Positives ein.

Wenn Sie die Spiegelübung mit Fokus auf positive Aspekte durchführen möchten, gehen Sie bitte nach der Anleitung im Kasten vor:

Übung: Anleitung zur Spiegelexposition II

Bitte nehmen Sie sich Zeit für diese Übung. Bereiten Sie alles in Ruhe vor – die Auswahl der Kleidung, die Beleuchtung und den Ort (Badezimmer, Schlafzimmer, Diele etc.). Sie sollten ungestört sein. Planen Sie genügend Zeit ein, ohne dass Anrufer oder anwesende Personen Sie stören. Legen Sie fest, wie Sie vorgehen. In dieser Anleitung beginnen wir mit der Beschreibung des Gesichts und gehen dann abwärts alle Körperteile durch. Bitte betrachten Sie nacheinander folgende Körperteile:

- Kopf mit Augen, Nase, Mund, Kinn, Stirn, Wangen, Ohren, Haare und Hals
- Schultern
- Arme mit Ober- und Unterarmen sowie Hände und Finger
- Beine mit Ober- und Unterschenkeln sowie Knie und Füße
- Rumpf mit Bauch, Brust, Rücken, Taille und Po

Beschreiben Sie jedes Körperteil einzeln. Achten Sie darauf, diesmal bewusst positive Beschreibungen zu verwenden. Also zum Beispiel „Wenn ich meinen Kopf ansehe, dann fallen mir als erstes meine schönen großen Augen auf. Sie sind blau und ich mag diese Farbe sehr gerne. Sie haben etwas Strahlendes. Das gefällt mir." Schreiben Sie im *Arbeitsblatt 13* auf, was Sie an welchen Körperteilen mögen.

Arbeitsblatt 13: Positive Seiten entdecken – Notizen bei der Spiegelexposition

Bitte füllen Sie das Blatt aus, nachdem Sie sich im Spiegel betrachtet haben. Was hat Ihnen an den einzelnen Körperbereichen gefallen?	
Kopf	Augen
	Nase
	Mund
	Kinn
	Stirn
	Wangen
	Ohren
	Haare
	Hals
Schultern	
Arme	Oberarme
	Unterarme
	Hände
	Finger

Beine	Ober-schenkel	
	Unter-schenkel	
	Knie	
	Füße	
Rumpf	Bauch	
	Brust	
	Taille	
	Rücken	
	Po	

5.4 Von einem, der auszog, das Fürchten zu lernen – Außenübungen

Sie haben nun gelernt, Ihren Körper im Spiegel zu betrachten und positive Seiten zu entdecken. Das ist eine wichtige Voraussetzung für die weitere Arbeit am körperbezogenen Vermeidungsverhalten und gibt Ihnen Sicherheit und eine Grundlage, um sich mit den Außenübungen zu beschäftigen.

Der nächste Schritt ist nun, sich über das eigene Vermeidungsverhalten Gedanken zu machen. Nur wenn man seine Verhaltensmuster gut kennt, kann man passende neue Verhaltensweisen entwickeln und diese im Rahmen von Expositionen einüben. Auf den folgenden Seiten geht es daher zuerst darum, das eigene Vermeidungsverhalten aufzudecken und eine Reihenfolge hinsichtlich des Schwierigkeitsgrades, den die Situationen für Sie haben, zu erstellen. Der danach folgende Abschnitt leitet Sie dann an, Außenübungen zu planen und durchzuführen.

In Abbildung 15 haben wir für Sie eine Übersicht mit körperbezogenen Situationen erstellt, die von Frauen mit Essstörungen häufig vermieden werden. Schauen Sie sich zunächst diese Aufstellung an. Gibt es Situationen, die darin aufgezählt sind, die auch auf Sie zutreffen?

Bitte versuchen Sie dann, Ihre eigenen Vermeidungssituationen zu beschreiben. Wir haben dazu neun verschiedene Bereiche aufgelistet. Überlegen Sie für jeden Bereich, ob Sie dazugehörige Situationen vermeiden und tragen diese dann in *Arbeitsblatt 14* ein.

Höchstwahrscheinlich haben Sie für einige der Bereiche Situationen gefunden, die Sie vermeiden. Manchmal sind auch nicht alle Bereiche relevant. Beim Notieren Ihrer individuellen Vermeidungssituationen ist Ihnen sicher aufgefallen, dass manche erheblich schwieriger für Sie sind als andere. Bevor Sie mit dem Üben anfangen, ist es deshalb auch an dieser Stelle – wie zuvor bei den Spiegelexpositionen – sinnvoll, die Schwierigkeit der einzelnen Situationen einzuschätzen. Wie in dem Informationskasten zu Expositionsverfahren (vgl. Seite 90 ff.) beschrieben, ist es möglich, die Übungen so durchzuführen, dass Sie mit einer

Beispiele für Vermeidungs- und Kontrollverhalten

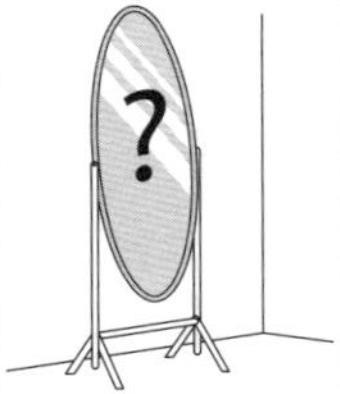

Soziale Aktivitäten
- nicht mit Leuten zusammen sein, die schlanker/attraktiver/strikter Diät halten als ich selbst
- nicht im Mittelpunkt stehen

Kleidung
- keine figurbetonte oder auffällige Kleidung tragen
- nur in perfektem Outfit das Haus verlassen

Tätigkeit
- nicht tanzen
- keinen Sport treiben
- keinen Sex haben
- körperliche Untersuchungen, z.B. beim Arzt, vermeiden

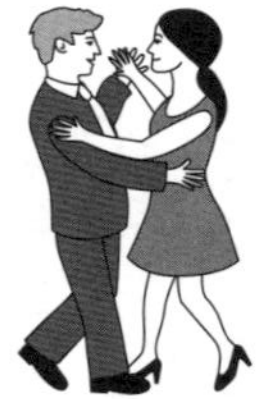

Kontrollieren
- mich sehr oft (oder gar nicht) wiegen oder im Spiegel betrachten
- bestimmte Körperteile mit dem Maßband abmessen

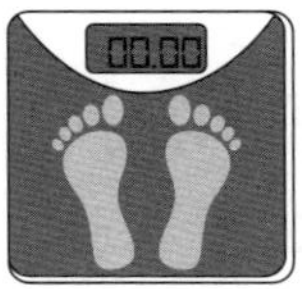

Orte
- nicht an den Strand gehen
- Schwimmbad, Sauna, Fitness-Studio & Sammelumkleiden meiden

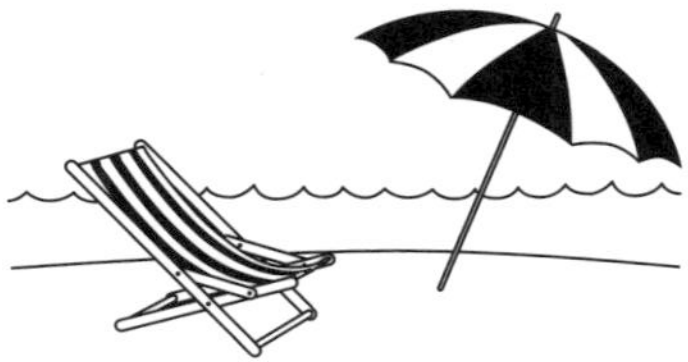

Körperpflege
- nicht ungeschminkt aus dem Haus gehen
- mir keine Mühe geben, gut auszusehen
- mich nicht eincremen

Abbildung 15: Beispiele für Vermeidungs- und Kontrollverhalten (vgl. Vocks & Legenbauer, 2010)

Arbeitsblatt 14: Mein körperbezogenes Vermeidungs- und Kontrollverhalten

Soziale Aktivitäten

Kleidung

Kontrollieren

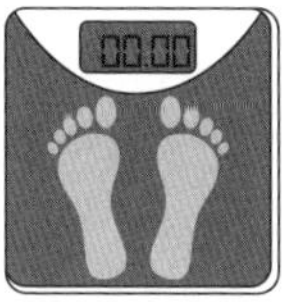

Körperpflege

Tätigkeit

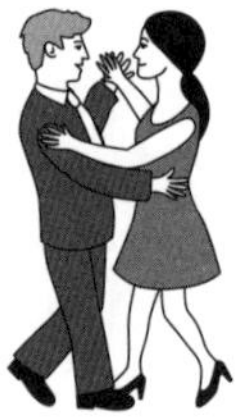

Orte

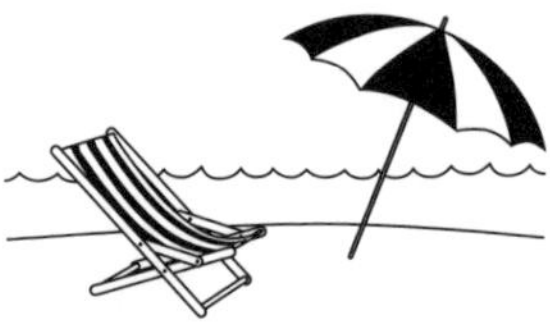

Arbeitsblatt 15: Vermeidungshierarchie

Bitte bringen Sie ausgewählte Situationen aus dem Arbeitsblatt zum körperbezogenen Vermeidungsverhalten in eine Hierarchie. „1“ ist die leichteste Situation, „10“ die schwierigste Situation.

leichteren Übung anfangen und sich zu den schwierigen Situationen vorzuarbeiten. Dieses Vorgehen ist besonders sinnvoll, wenn Sie momentan keine Therapeutin haben und die Übungen in „Eigenregie" durchführen. Um diese Hierarchie zu bilden, nutzen Sie bitte das *Arbeitsblatt 15*. Ordnen Sie die Situationen der Schwierigkeit nach ein.

Wie Frau S. dies gemacht hat, sehen Sie hier:

Fallbeispiel: Frau S.
Ich finde mich an manchen Tagen furchtbar dick und aufgebläht. An solchen Tagen ziehe ich auf keinen Fall enge Kleidung an. Ich hätte das Gefühl, dass mich dann alle anstarren. Oft sage ich dann meine Verabredungen und Termine ab, bleibe zu Hause und liege vor dem Fernseher. Wenn ich liege, sieht mein Bauch generell flacher aus, was mir dann direkt etwas besser gefällt. Trotzdem frage ich meinen Freund immer wieder, ob er mich noch attraktiv findet, oder ob er findet, dass ich zugenommen habe. Auf der anderen Seite verstecke ich mich oft vor ihm, zum Beispiel nach dem Duschen oder beim Umziehen, weil ich nicht will, dass er meine ganzen „Problemzonen" sieht. Und Aktivitäten, bei denen ich mich fast nackt zeigen muss, wie zum Beispiel beim Schwimmen, sind mir sowieso ein Graus.

Wenn ich darüber nachdenke, schränke ich mich durch mein Vermeidungs- und Kontrollverhalten ganz schön ein. Am meisten leide ich, glaube ich, darunter, dass ich die Leute in meiner Umgebung ständig fragen muss, wie ich aussehe. Damit mache ich mich so abhängig von deren Meinung, was ich ja eigentlich gar nicht möchte. Außerdem sind die anderen schon genervt von der ständigen Fragerei. Ich möchte gerne selbst spüren, dass ich so in Ordnung bin.

Wenn ich das Ganze in eine Hierarchie bringen müsste, wäre das Schwierigste sicherlich das Weglassen der Rückversicherung. Die härteste Übung wäre für mich, mit meinen Freunden auszugehen, dabei etwas Enges anzuziehen und den ganzen Abend nicht nachzufragen, wie ich aussehe. Das kann ich mir noch gar nicht vorstellen, obwohl das früher ganz normal für mich war. Als nächstes käme für mich der Schwimmbadbesuch. Hier fände ich es einfacher, erst mal allein ins Schwimmbad zu gehen. Schwieriger wäre es mit einer Freundin, weil ich mich dann ständig mit ihr vergleichen und mich von ihr beobachtet fühlen würde. Mich mal vor meinem Freund auszuziehen kann ich mir schon eher vorstellen, das schaffe ich ja manchmal auch schon. Das entspräche also eher einer mittleren Schwierigkeitsstufe in meiner Hierarchie.

Wenn Sie nun die von Ihnen vermiedenen Situationen aufgelistet haben, können Sie in einem nächsten Schritt überlegen, mit welchen Gedanken und Gefühlen die jeweilige Situation einhergeht. Was genau bringt Sie dazu, diese Situationen zu vermeiden? Es ist wichtig, sich dessen bewusst zu werden, um die Expositionsübungen gut planen und mögliche Schwierigkeiten voraussehen zu können. Dies können eben mit der Situation zusammenhängende negative Gedanken oder Gefühle sein, denen Sie mit vorher erarbeiteten angemessenen Gedanken begegnen können.

Sie sollten nun für sich individuelle Vermeidungssituationen erarbeitet und diese Situationen in einer Hierarchie angeordnet haben. Wenn Sie sich dafür entscheiden, die Vermeidungssituationen aus der Hierarchie aktiv anzugehen, sollten Sie bei der Durchführung verschiedene Dinge beachten:

Noch wichtiger als bei der Durchführung der Spiegelübung ist bei Außenübungen die Planung, um Unwägbarkeiten vorzubeugen – wie zum Beispiel ein geschlossenes Schwimmbad, wenn Sie üben möchten, sich im Badeanzug zu zeigen. Auch sollten Sie versuchen, möglichst ehrlich mit sich selbst zu sein und Expositionsübungen, die im Moment noch zu schwierig sind, besser erst später einplanen. Es hilft Ihnen wenig, wenn Sie sich vornehmen, sich zwei Wochen lang nicht zu wiegen, aber dafür auf andere Methoden der Gewichtskontrolle (z. B. den Taillenumfang mit einem Maßband abzumessen) zurückgreifen, um die Angst vor einer Gewichtszunahme zu reduzieren. Damit hätten Sie zwar das Wiegeverhalten abgebaut, aber die zu Grunde liegende Angst vor einer Gewichtszunahme bestünde weiter.

Noch ein letzter Punkt: Das einmalige Durchführen einer Expositionsübung ist nicht hilfreich. Wenn Sie die Übung durchgeführt haben, überdenken Sie, was gut und was nicht so gut war, und planen Sie direkt eine weitere Übung z. B. für den nächsten Tag ein – so lange bis Sie das Gefühl haben, wirklich sicher zu sein und eine deutliche Verminderung der negativen Gefühle eingetreten ist. Es ist wichtig, dass das Aufsuchen dieser Situationen Teil Ihres Alltags wird.

In Tabelle 3 finden Sie Beispiele für konkrete Übungen zum Abbau des Kontroll- und Vermeidungsverhaltens. Bevor Sie nun anfangen, Ihre individuellen Übungen zum Abbau des körperbezogenen Vermeidungsverhaltens zu planen, schauen Sie sich diese Beispiele einmal an.

Tabelle 3: Übungen zum Abbau körperbezogenen Vermeidungs- und Kontrollverhaltens (aus Vocks & Legenbauer, 2010)

Soziale Aktivitäten	• Ausgehen mit Leuten, die Ihrer Meinung nach eine bessere Figur als Sie haben oder die sehr stark auf das Aussehen anderer achten • Während der Verabredung: figurbetonte Kleidung tragen • Sich bewusst in den Mittelpunkt stellen
Kleidung	• Sich so anziehen, wie Sie es tun würden, wenn Sie rundum mit Ihrer Figur zufrieden wären • Sich jetzt ein schönes Outfit kaufen • Enge, körperbetonte Kleidung anziehen
Rückversicherung	• Sich keine Rückversicherungen von anderen hinsichtlich des Aussehens holen • Sich nur auf eigenes Urteil verlassen
Tätigkeit	Vermiedene Tätigkeiten ausführen wie • Tanzen • Sport treiben (z.B. zu einer Probestunde ins Fitnessstudio gehen) • den lange vermiedenen Besuch beim Gynäkologen durchführen
Kontrollieren	• Nur einmal die Woche wiegen (wenn vorher täglich) • Sich täglich wiegen (wenn vorher ganz vermieden) • Sich nur abends nach dem Essen wiegen
Körperpositionen	• Sich so auf einen Stuhl setzen, dass beide Oberschenkel auf dem Stuhl aufliegen
Vergleiche mit anderen	• Sich nicht mehr mit vermeintlich attraktiven Personen vergleichen • Sich eigene attraktive Körperbereiche bewusst machen

Tabelle 3: Fortsetzung

Orte	Orte, die Sie bisher vermieden haben, besuchen: • Besuch in der Sauna, im Schwimmbad oder Fitnessstudio • Besuch in Bekleidungsgeschäften • Aufsuchen von Orten, in denen Sie für sich und andere gut sichtbar sind (viele Spiegel, helles Licht)
Körperpflege	• Je nach bisherigem Verhalten könnten Sie „natürlich", d.h. ungeschminkt bleiben, oder aber mal einen Lippenstift oder Maskara auftragen, zum Friseur gehen, etc.

Auf Seite 120 finden Sie das *Arbeitsblatt 16* zur Planung einer eigenen Konfrontationsübung. Zuvor sehen Sie anhand eines Beispiels von Frau S., wie die Planung und Ausführung einer Außenübung aussehen kann.

Außerdem können Sie den Protokollbogen (vgl. *Arbeitsblatt 12*) aus dem Kapitel 5.2 auch für die Außenübungen verwenden. Tragen Sie bitte nach jeder Übung ein, wann Sie begonnen und aufgehört haben, welche Gedanken und Gefühle vor der Übung bestanden und wie stark die Gefühle waren. Überlegen Sie sich, was an der Übung gut geklappt hat (zum Beispiel „weniger Angstgefühle", „lange ausgehalten" oder „neue positive Aspekte gefunden") und was nicht so gut war (zum Beispiel „abgebrochen" oder „nicht hingeguckt").

Fallbeispiel: Frau S.

Genaue Beschreibung der Übung: Ich werde für zwei Stunden ins Freibad gehen und mich dort nicht (wie sonst immer) unter meinem Badetuch und im Wasser „verstecken", sondern im Bikini am Beckenrand entlang laufen und mich auf das Badetuch legen.

Ort: Stadtbad

Datum und Uhrzeit: Montag, den 26. Juli nach der Arbeit, d.h. 16.00 Uhr.

Zu treffende Vorbereitungen: Badesachen direkt zur Arbeit mitnehmen, genügend Kleingeld für den Eintritt dabei haben. Mir etwas zum Lesen mitnehmen.

Mögliche Schwierigkeiten und Strategien, um diese zu überwinden: Wenn es regnet: Die Übung im Hallenbad durchführen. Wenn ich befürchte, mich nicht zu der Übung aufraffen zu können: Mir für hinterher etwas Schönes als „Belohnung" vornehmen, um mich zu motivieren.

So hat Frau S. ihre Konfrontationsübung geplant und durchgeführt:

Fallbeispiel: Frau S.
Mittwoch, 21. Juli: Also, ich plane gerade mit Hilfe des Arbeitsblattes 16 meine eigene Konfrontationsübung – nämlich ins Freibad zu gehen und im Bikini am Beckenrand entlang zu laufen und mich somit den Blicken der anderen auszusetzen. Schon beim Ausfüllen des Arbeitsblattes wird mir ganz mulmig und ich denke, dass ich das nicht schaffen werde, zumal diese Situation in meiner Vermeidungshierarchie ziemlich weit oben steht. Aber ich habe ja auch die bisherigen Übungen gemeistert, obwohl ich die Spiegelübungen am Anfang auch sehr schwierig fand. Ins Freibad bin ich ja früher immer gerne gegangen, aber seitdem ich mich in meinem Körper so unwohl fühle, geht das einfach nicht mehr. Wenn die anderen mich angucken, denken sie bestimmt daran, wie dick ich bin.

Mensch – schon wieder in eine Denkfalle getappt! Es ist ganz normal, dass man angeschaut wird. Die Leute haben sicher etwas Besseres zu tun, als gerade mich permanent anzustarren. Und wenn mich doch jemand anguckt, dann achtet er vielleicht auf meinen neuen Bikini. Der gefällt mir nämlich auch sehr gut.

Also, ich gehe am Montag nach der Arbeit ins Stadtbad, d. h. ich muss meine Badesachen gleich mit zur Arbeit nehmen. Ich könnte Anne fragen, ob sie mitkommt, aber mir ist das noch etwas zu schwierig. Ich möchte es erst mal alleine schaffen, denke ich. Ich nehme mir auf jeden Fall etwas zum Lesen mit, damit mir nicht langweilig wird. Falls es regnet, gehe ich ins Hallenbad. Vielleicht sollte ich mir hinterher was Gutes tun. Ich könnte mit Anne ins Kino gehen. Ja, es gibt da doch eine neue romantische Liebeskomödie, das wäre schön.

Montag, 26. Juli: Ja, nun ist es soweit, Feierabend. Ich gehe ins Freibad. Anne hat fürs Kino zugesagt, wir treffen uns um 20 Uhr. Nun liegt mir doch ein ganz schöner Stein im Magen. Am liebsten würde ich heimgehen. Es ist doch auch wieder kälter draußen geworden. Ich hole mir mein

Arbeitsblatt heraus und lese es mir noch einmal durch. Ich denke an meinen Vertrag, den ich auf jeden Fall einhalten will. Okay, ich gehe. Ich schaffe das schon. Ich denke an die Stellen meines Körpers, die ich mag und die ich bei den Spiegelübungen entdeckt habe, an meinen neuen Bikini und an das Wasser. Ja, ich liebe das Wasser, sowie Sonne, Strand und Meer, warum soll ich mir also diese Freude vorenthalten?

Im Stadtbad: Ich habe gerade meinen Bikini angezogen. Ich gehe aus der Umkleidekabine ins Freie. Oh je, hier sind so viele Menschen. Ich möchte mich am liebsten verkriechen, aber weit und breit ist kein Schlupfloch in Sicht. „Hallo, du auch hier?", höre ich es auf einmal neben mir. Da steht nun also Mara vor mir, superschlank und schön. „Kommst du mit ins Schwimmbecken?", fragt sie mich. „Bloß das nicht", denke ich, „wenn ich neben Mara am Becken entlang gehe, dann sieht ja erst recht jeder, wie dick ich bin. Alle werden über mich lachen." „Ja schön, laufen wir gemeinsam", höre ich mich sagen. Ich plaudere auf dem Weg zum Becken mit Mara, sie erzählt mir von ihrem neuen Freund. Ich fühle mich unwohl, ich bin aufgeregt und würde am liebsten im Boden versinken. Wie konnte ich mich bloß auf diese blöde Übung einlassen? Okay, ganz ruhig, ich überlege, wie ich meine Gedankenkette unterbrechen kann. Ich denke jetzt noch einmal daran, dass ich eine schöne Taille habe, die im Bikini gut zur Geltung kommt und daran, dass die anderen Leute hier sicher etwas Besseres zu tun haben, als gerade mich anzustarren. Es ist soweit, ich laufe am Beckenrand entlang. Ich beobachte die anderen Menschen. Ich merke, dass mich gar nicht jeder anschaut. Die Leute tollen im Wasser herum, unterhalten sich oder springen vom Turm, da vorn schimpft eine Mutter mit ihrem kleinen Sohn. Die Leute, die mich anschauen, gucken auch gleich wieder weg – kein Anstarren. Ich bin am Ende des Beckens angelangt und kann nun endlich ins Wasser gehen. Da fällt dann die Anspannung von mir ab – ich bin total erleichtert und freue mich über meinen Erfolg. Es war doch gar nicht so schlimm, eigentlich sogar ziemlich einfach. Das Wasser fühlt sich toll an, erfrischend und warm zugleich. Ich lasse mich etwas treiben und spüre die warmen Sonnenstrahlen auf meiner Haut. Ich kann es kaum glauben: Ich habe meine „Außenübung" geschafft. Ich genieße diesen Augenblick und das tolle Gefühl. Wie konnte ich mir das nur so lange entgehen lassen?

Vor dem Kino: Ich bin glücklich und entspannt. Die Zeit im Freibad war noch richtig schön, und der Film wird sicher auch gut. Da kommt auch schon Anne. Ich verabrede mich für morgen mit ihr – natürlich fürs Freibad. Ich glaube, ich habe durch diese Übung wieder mehr Freiheit zurückgewonnen.

Arbeitsblatt 16: Planung einer eigenen Konfrontationsübung

Genaue Beschreibung der Übung:

Ort:

Datum und Uhrzeit:

Zu treffende Vorbereitungen:

Mögliche Schwierigkeiten und Strategien, um diese zu überwinden:

6 Ich liebe ihn, ich liebe ihn nicht ...

Stellen Sie sich einmal vor, Ihr Körper wäre ein ganz eigenes Wesen, abgespalten von Ihnen selbst. Wenn Sie ihm nun einmal in einem Augenblick der Wahrheit alles an den Kopf werfen könnten, was Sie schon immer an ihm gestört hat und ihm sagen könnten, was Sie schon immer an ihm mochten, was wäre das denn?

Bitte stellen Sie sich diese Situation vor und schreiben Sie einen Brief an Ihren Körper. Um dem ganzen Vorhaben etwas Struktur zu geben, haben wir Ihnen einige Fragen als Hilfestellung formuliert und ein Beispiel (vgl. Abbildung 16) angefügt.

An meinen Körper

Ich möchte dir einmal dafür danken, dass du all meine Eskapaden so tapfer erträgst, ohne mich im Stich zu lassen. Ich schäme mich dafür, was ich dir antue, dabei funktionierst du immer noch so wunderbar. Morgens, wenn ich aufstehe, fühlst du dich oft so kraftvoll an. Du hast Muskeln entwickelt, auf Grund des harten Trainings, das ich dir immer wieder antue. Die fühlen sich gut an. Eigentlich mag ich dich gerne so, wie du bist. Aber das sind nur kurze Momente, in denen ich das Gefühl der Zuneigung zulassen kann. Oft überkommt mich im selben Moment eine ganz starke Angst, dass, wenn ich dir mehr Spielraum gebe, ich die Kontrolle über dich verliere und dir und deinen Bedürfnissen dann einfach ausgeliefert bin. Dabei sollte ich dir doch vertrauen, denn du bist ich und ich bin du. Wir sind auf ewig miteinander verbunden. Das habe ich jetzt verstanden und ich möchte dir danken, dass du mir noch eine Chance gibst. Deine A.

Abbildung 16: Beispielbrief

Vielleicht haben Sie sich in dem Beispiel wieder gefunden, vielleicht sind Ihnen verschiedene Aspekte fremd. Unabhängig davon möchten wir Sie nun bitten, sich zu überlegen, wie Sie persönlich zu Ihrem Körper stehen. Wo lässt er Sie im Stich, was verweigert er Ihnen? Was mögen Sie nicht an ihm? Machen Sie sich aber auch einmal Gedanken darüber, was Sie ohne Ihren Körper wären. Denken Sie darüber nach, wobei er Ihnen hilft, was er Ihnen ermöglicht. Manche Dinge wie körperliche Gesundheit haben Sie vielleicht bislang für selbstverständlich gehalten. Was tut Ihr Körper für Sie? Welche positiven Empfindungen haben Sie ihm zu verdanken? Wenn Sie diese Fragen für sich durchgegangen sind, versuchen Sie, den Brief an Ihren Körper zu formulieren. Sie können dafür den Übungskasten „Brief an meinen Körper“ nutzen.

Übung: Brief an meinen Körper

Wenn Sie diesen Brief geschrieben haben, überlegen Sie sich Folgendes:

- Was fällt Ihnen an dem Brief auf?
- Welche Aspekte beinhaltet Ihr Schreiben (Aussehen, Funktionen, Verhaltensweisen)?
- Wie leicht fiel Ihnen das Benennen positiver Aspekte?
- Gibt es noch negative Punkte, die Sie in Ihrem Brief schreiben? Schauen Sie sich den Brief noch einmal genau an!
- Wie fühlen Sie sich nach dem Schreiben des Briefes?

Die Übung gibt Ihnen noch einmal die Möglichkeit, neue Wege für einen positiven Zugang zu Ihrem Körper zu finden und sich darüber klar zu werden, dass *Sie Ihr Körper sind.*

6.1 Wer schön sein will ... darf genießen? – Aufbau positiver Aktivitäten

Eine weitere Möglichkeit, positive Seiten am eigenen Körper zu entdecken, ist der Aufbau positiver körperbezogener Aktivitäten, die helfen, das Körperbild „spielerisch" zu verbessern. Dazu möchten wir Sie zunächst zu einer Entspannungsübung einladen, der „Reise ins Ich".

Im Rahmen dieser Entspannungsreise erkunden Sie nach und nach Ihren Körper. Versuchen Sie hierbei bitte, sich auf die verschiedenen Körperbereiche zu konzentrieren und diese ganz bewusst wahrzunehmen. Im Anschluss an die Reise möchten wir gern mit Ihnen zusammen herausfinden, was Sie erlebt und welche Entdeckungen Sie gemacht haben. Wie gut konnten Sie sich spüren und gab es noch „Orte", die Sie vermeiden? Diese Informationen können nützlich für Sie sein, um weiter an Gedanken und Gefühlen bzgl. dieser Körperstellen zu arbeiten oder um weitere Expositionsübungen zu planen. Nutzen Sie diese Übung aber auch, um sich fallen zu lassen, den Körper einmal ohne Bewertung wahrzunehmen und ohne Filter auf sich wirken zu lassen.

Bitten Sie eine vertraute Person, Ihnen die Anleitung zur „Reise ins Ich“ vorzulesen und Sie so durch die Übung zu führen. Alternativ können Sie den Text auch selbst vorlesen und aufzeichnen (z. B. mittels Ihres Handys oder MP3-Players) und mit der Aufnahme die Übung machen. Egal wie Sie vorgehen – nehmen Sie sich genügend Zeit und suchen Sie sich einen ruhigen geschützten Ort für die Durchführung. Versuchen Sie, sich ganz auf die Fantasiereise einzulassen und alles andere auszublenden.

Anleitung zur Übung „Reise ins Ich“

Lege dich entspannt auf den Rücken oder lehne dich zurück, schließe die Augen und konzentriere dich zunächst auf deinen Atem. Atme langsam ein und aus, ganz tief ein und aus …

Stelle dir vor, all deine Gedanken sind wie Wolken am Himmel. Du kannst sie wahrnehmen, musst dich aber nicht mit ihnen beschäftigen und kannst sie einfach weiterziehen lassen … alle störenden Gedanken und Einflüsse ziehen einfach in den Wolken dahin. Atme weiter tief ein und aus … ein und aus …

Versuche nun, dir vorzustellen, dass du auf einer grünen Wiese liegst. Um dich herum ist Stille, der Wind rauscht in den Bäumen … und du bist ganz allein und hast dich ins grüne Gras gelegt … Das Gras ist angenehm kühl … Im Hintergrund hörst du die Vögel zwitschern … und du lässt dich noch tiefer in die Entspannung hinfallen … Du spürst, wie die Arme und Beine schwer werden … und du dich immer weiter vom Alltagsgeschehen entfernst.

Du spürst die Sonne auf der Haut … im Gesicht … an den Armen … Deine Hände liegen im Gras … Versuche dir vorzustellen, wie sich die Grashalme unter den Handballen anfühlen … und wie sich die Gräser anfühlen, die zwischen den Fingern stecken … Wie fühlt sich das Gras unter den Armen an … kitzelt es?

Versuche nun, in die verschiedenen Körperteile hineinzuspüren … Wo berühren sich Arme und Rumpf? ... Kannst du deine Muskeln spüren? ... Sind die Arme angespannt oder entspannt? ... Gehe mit der Aufmerksamkeit weiter zu den Schultern. Stelle dir vor, alle Last des Alltags ist von dir genommen. Spürst du das Kitzeln der Grashalme am Hals? ... Und wie der Wind durch dein Haar weht? ... Gehe nun weiter zum Bauch und versuche, den Bauch zu spüren … wie fühlt er sich an? ... Warm … weich … angespannt? ... Verweile einen Augenblick dort … und stelle dir vor, wie die Sonne auf deinen Bauch scheint … wie die Kleidung auf dem Bauch aufliegt und vom Wind leicht bewegt wird … Versuche, in dich hineinzuhören… was fühlst du gerade?

Wandere mit der Aufmerksamkeit dann weiter zum Rücken, der auf der grünen Wiese aufliegt. Kannst du spüren, wie die Grasspitzen leicht gegen den Stoff deines Oberteils drücken? ... Und spürst du die Kühle des Bodens unter dem Gras? … Lasse deine Schulterblätter richtig tief in den Boden hineinsinken und atme nochmals tief ein und aus.

Nun wandere weiter zu den Beinen … spürst du auch hier, wie die Beine im Gras liegen? ... Wie fühlt sich das an…sind sie angewinkelt oder gestreckt … angespannt oder entspannt? … Gehe dann weiter zu deinen Füßen … kannst du die einzelnen Zehen spüren? ... Sind die Füße warm oder kalt … oder fühlen sie sich unterschiedlich an? Spürst du, wie dich die Grashalme an der Fußsohle kitzeln?

Genieße noch einmal den Moment … spüre, wie der Wind über deinen Körper streicht … gehe noch einmal zurück und versuche, den Körper noch einmal im Ganzen wahrzunehmen. Wie fühlt er sich an? ... Achte nun noch einmal auf den Atem … atme ruhig ein und aus … tief ein und aus … und komme mit der Aufmerksamkeit langsam wieder zurück. Bewege die Finger und Zehen … recke und strecke dich … und öffne die Augen.

Bitte tragen Sie danach Ihre Beobachtungen im Übungskasten „Erfahrungen auf der Reise ins Ich“ ein.

Übung: „Erfahrungen auf der Reise ins Ich“

Erinnern Sie sich zurück – wie ist es Ihnen auf der Reise ergangen?

____

____

____

Welche Entdeckungen haben Sie gemacht?

___

___

___

War es angenehm, sich zu spüren? Wenn nein, warum nicht?

___

___

___

Welche Gefühle sind aufgetreten?

___

___

___

Gab es Körperstellen, die Sie nicht spüren konnten?

___

___

___

Bis hierher haben Sie nun schon einen langen Weg zurückgelegt. Sie haben sich mit Ihrem Körper und der Entwicklung der negativen Einstellungen auseinandergesetzt, herausgefunden, welche Annahmen Ihren Einstellungen zugrunde liegen und durch verschiedene Übungen einen neuen Zugang zu Ihrem Körper gefunden. Eventuell haben Sie durch die Außenübungen wieder Spaß an bislang vermiedenen Tätigkeiten gefunden, verbringen nun wieder mehr Zeit mit Ihren Freunden oder nehmen alte Hobbys wieder auf. Dies alles sind wichtige Dinge, um das Leben wieder zu genießen.

Wie anfangs beschrieben, hängen Gedanken, Gefühle und die Wahrnehmung des eigenen Körpers eng zusammen und wirken sich auf das Verhalten aus. Unangemessene Verhaltensweisen, die aus Ihrer negativen Einstellung zu Ihrem eigenen Körper entstanden sind, tragen dann dazu bei, dass das negative Körperbild aufrechterhalten wird. Durch die Außenübungen zum Abbau des körperbezogenen Vermeidungsverhaltens sollte dieser Prozess unterbrochen werden. Ein weiterer Schritt bei der Bekämpfung der aufrechterhaltenden Faktoren ist es daher auch, nicht nur unangemessene Verhaltensweisen abzubauen, sondern sich auch neue, positive Aktivitäten zu suchen, dadurch von den ausgetretenen Pfaden abzuweichen und sich selbst und den Körper ganz neu zu erleben.

Oft ist es gar nicht so einfach, neue Aktivitäten aufzunehmen, wenn man keine Ideen im Kopf hat oder einem nur die Dinge einfallen, die man schon ausprobiert hat. Wir haben daher für Sie eine Liste zusammengestellt, die Ihnen helfen soll, für sich neue Wege zu finden und angenehme und angemessene Aktivitäten auszuführen (vgl. *Arbeitsblatt 17*).

Im ersten Teil der Liste geht es darum, zunächst einmal angenehme Tätigkeiten zu finden, die zu Ihnen passen und deren Durchführung Sie sich vorstellen können. In einem zweiten Teil geht es wieder darum, die möglichen positiven Aktivitäten in den Alltag einzuplanen. Bitte sehen Sie sich zunächst die Liste mit angenehmen körperbezogenen Aktivitäten an und kreuzen Sie in den vorgesehenen Feldern an, welche positiven Aktivitäten für Sie in Frage kommen könnten.

Arbeitsblatt 17: Liste angenehmer körperbezogener Tätigkeiten

Tätigkeit	Wie angenehm könnte diese Tätigkeit für Sie sein?					Wenn die Tätigkeit angenehm oder sehr angenehm sein könnte: Könnten Sie die Tätigkeit häufiger ausführen?		
	sehr unangenehm	unangenehm	weder noch	angenehm	sehr angenehm	nein	möglicherweise	ja
Ein Öl- oder Duftbad nehmen	-2	-1	0	+1	+2			
Yoga betreiben	-2	-1	0	+1	+2			
Segeln	-2	-1	0	+1	+2			
Gut essen	-2	-1	0	+1	+2			
Schöne Kleidung tragen	-2	-1	0	+1	+2			
Federball oder Badminton spielen	-2	-1	0	+1	+2			
Eine Massage erhalten	-2	-1	0	+1	+2			
In ein Fitness-Center gehen	-2	-1	0	+1	+2			
Mich kämmen oder bürsten	-2	-1	0	+1	+2			
Schauspielern	-2	-1	0	+1	+2			
Zur Kosmetikerin gehen	-2	-1	0	+1	+2			
Ein Schläfchen machen	-2	-1	0	+1	+2			
Mich sonnen	-2	-1	0	+1	+2			
Ein Glas guten Wein trinken	-2	-1	0	+1	+2			
Bequeme Kleidung tragen	-2	-1	0	+1	+2			
Mich schminken	-2	-1	0	+1	+2			
Karussell fahren	-2	-1	0	+1	+2			

Tätigkeit	Wie angenehm könnte diese Tätigkeit für Sie sein?					Wenn die Tätigkeit angenehm oder sehr angenehm sein könnte: Könnten Sie die Tätigkeit häufiger ausführen?		
	sehr unangenehm	unangenehm	weder noch	angenehm	sehr angenehm	nein	möglicherweise	ja
Radfahren	-2	-1	0	+1	+2			
Gartenarbeit	-2	-1	0	+1	+2			
Mit meinem Partner Zeit verbringen	-2	-1	0	+1	+2			
Ein Entspannungstraining machen	-2	-1	0	+1	+2			
Parfüm auftragen	-2	-1	0	+1	+2			
Schmusen	-2	-1	0	+1	+2			
Singen	-2	-1	0	+1	+2			
Spazieren gehen	-2	-1	0	+1	+2			
Wasserski laufen	-2	-1	0	+1	+2			
Entspannungsmusik hören	-2	-1	0	+1	+2			
Mit Haustieren spielen	-2	-1	0	+1	+2			
Ungeschminkt sein	-2	-1	0	+1	+2			
Neue Kleidung tragen	-2	-1	0	+1	+2			
Eine eiskalte Dusche nehmen	-2	-1	0	+1	+2			
Surfen	-2	-1	0	+1	+2			
Schöne Dessous tragen	-2	-1	0	+1	+2			
Musik machen	-2	-1	0	+1	+2			
Tischtennis spielen	-2	-1	0	+1	+2			
Motorrad fahren	-2	-1	0	+1	+2			

Tätigkeit	Wie angenehm könnte diese Tätigkeit für Sie sein?					Wenn die Tätigkeit angenehm oder sehr angenehm sein könnte: Könnten Sie die Tätigkeit häufiger ausführen?		
	sehr unangenehm	unangenehm	weder noch	angenehm	sehr angenehm	nein	möglicherweise	ja
Eine edle Süßigkeit genießen	-2	-1	0	+1	+2			
Barfuß laufen	-2	-1	0	+1	+2			
Zum Friseur gehen	-2	-1	0	+1	+2			
Ein völlig anderes Make-up auftragen	-2	-1	0	+1	+2			
Eine Massagebürste benutzen	-2	-1	0	+1	+2			
Ein Tier streicheln	-2	-1	0	+1	+2			
Weiche Stoffe tragen	-2	-1	0	+1	+2			
Haare stylen	-2	-1	0	+1	+2			
Faulenzen	-2	-1	0	+1	+2			
Wandern	-2	-1	0	+1	+2			
Sexuelle Befriedigung haben	-2	-1	0	+1	+2			
Mich entspannen	-2	-1	0	+1	+2			
Fußball oder Handball spielen	-2	-1	0	+1	+2			
In die Sauna gehen	-2	-1	0	+1	+2			
Reiten	-2	-1	0	+1	+2			
Drachenfliegen	-2	-1	0	+1	+2			
Gymnastik machen	-2	-1	0	+1	+2			
Unter die Sonnenbank gehen	-2	-1	0	+1	+2			
Jemanden massieren	-2	-1	0	+1	+2			

Tätigkeit	Wie angenehm könnte diese Tätigkeit für Sie sein?					Wenn die Tätigkeit angenehm oder sehr angenehm sein könnte: Könnten Sie die Tätigkeit häufiger ausführen?		
	sehr unangenehm	unangenehm	weder noch	angenehm	sehr angenehm	nein	möglicherweise	ja
Tauchen	-2	-1	0	+1	+2			
Küssen	-2	-1	0	+1	+2			
Mich ganz anders anziehen als sonst	-2	-1	0	+1	+2			
Basketball spielen	-2	-1	0	+1	+2			
Mich eincremen	-2	-1	0	+1	+2			
Kleidung anprobieren	-2	-1	0	+1	+2			
Im Regen nach draußen gehen	-2	-1	0	+1	+2			
Ringen oder boxen	-2	-1	0	+1	+2			
Schwimmen gehen	-2	-1	0	+1	+2			
Mir die Haare waschen	-2	-1	0	+1	+2			
Walken	-2	-1	0	+1	+2			
In einen Whirlpool gehen	-2	-1	0	+1	+2			
Mir eine Wärmflasche machen	-2	-1	0	+1	+2			
Mich verkleiden	-2	-1	0	+1	+2			
Mich in eine warme Decke einwickeln	-2	-1	0	+1	+2			
Kegeln oder Bowlen	-2	-1	0	+1	+2			
Eine Gesichtsmaske auflegen	-2	-1	0	+1	+2			
Mich in eine Hängematte legen	-2	-1	0	+1	+2			
Ein heißes Getränk zu mir nehmen	-2	-1	0	+1	+2			

Tätigkeit	Wie angenehm könnte diese Tätigkeit für Sie sein?					Wenn die Tätigkeit angenehm oder sehr angenehm sein könnte: Könnten Sie die Tätigkeit häufiger ausführen?		
	sehr unangenehm	unangenehm	weder noch	angenehm	sehr angenehm	nein	möglicherweise	ja
Eine andere Frisur ausprobieren	-2	-1	0	+1	+2			
An Blumen riechen	-2	-1	0	+1	+2			
An den Strand gehen	-2	-1	0	+1	+2			
Joggen	-2	-1	0	+1	+2			
Ein Fußbad nehmen	-2	-1	0	+1	+2			
Töpfern	-2	-1	0	+1	+2			
Mir die Beine rasieren	-2	-1	0	+1	+2			
Durch den Regen laufen	-2	-1	0	+1	+2			
Schlittschuh laufen oder Inline-Skates fahren	-2	-1	0	+1	+2			
In ein Thermalbad gehen	-2	-1	0	+1	+2			
Verschiedene Parfums testen	-2	-1	0	+1	+2			
Eine Haarkur benutzen	-2	-1	0	+1	+2			
Skifahren	-2	-1	0	+1	+2			
Segelfliegen	-2	-1	0	+1	+2			
Kleidung einkaufen gehen	-2	-1	0	+1	+2			
Bootfahren	-2	-1	0	+1	+2			
Haare färben	-2	-1	0	+1	+2			
An die frische Luft gehen	-2	-1	0	+1	+2			
Alleine tanzen	-2	-1	0	+1	+2			

Tätigkeit	Wie angenehm könnte diese Tätigkeit für Sie sein?					Wenn die Tätigkeit angenehm oder sehr angenehm sein könnte: Könnten Sie die Tätigkeit häufiger ausführen?		
	sehr unangenehm	unangenehm	weder noch	angenehm	sehr angenehm	nein	möglicherweise	ja
Rudern	-2	-1	0	+1	+2			
Meditieren	-2	-1	0	+1	+2			
Mit Fingerfarben malen	-2	-1	0	+1	+2			
Paartanz machen	-2	-1	0	+1	+2			
(Beach-)Volleyball spielen	-2	-1	0	+1	+2			
Ein Peeling anwenden	-2	-1	0	+1	+2			
	-2	-1	0	+1	+2			
	-2	-1	0	+1	+2			
	-2	-1	0	+1	+2			
	-2	-1	0	+1	+2			
	-2	-1	0	+1	+2			
	-2	-1	0	+1	+2			
	-2	-1	0	+1	+2			
	-2	-1	0	+1	+2			
	-2	-1	0	+1	+2			
	-2	-1	0	+1	+2			
	-2	-1	0	+1	+2			
	-2	-1	0	+1	+2			

Sie haben nun hoffentlich eine Anzahl an positiven Aktivitäten gefunden, die Sie durchführen möchten. Was für einen Sinn das hat und wie nützlich es sein kann, in seinen Alltag positive Aktivitäten zu integrieren, schildert Frau S.:

> **Fallbeispiel: Frau S.**
> Eigentlich hatte ich mir durch die Außenübungen ein paar Aktivitäten und Hobbys schon ganz erfolgreich „zurückerobert". Zum Beispiel habe ich mich wieder getraut, ins Schwimmbad zu gehen und bin auch wieder öfter mit Freunden ausgegangen. Was mir lange gar nicht klar war, ist die Tatsache, dass ich die meiste Zeit außerhalb der Uni und meinem Nebenjob nur zu Hause war und mir Gedanken um alle möglichen Sachen gemacht habe. Oft habe ich stundenlang über meinen Körper, mein Aussehen und mein Essverhalten gegrübelt und mich nicht einmal durch meinen Freund aus den Gedankenketten herausreißen lassen. Eigentlich war das verlorene Zeit, zumal es mir dabei auch nicht gut ging. Dadurch, dass ich mich nun wohler fühle und mir auch wieder einiges zutraue, ist mir zu Hause oft langweilig und ich merke, dass ich gar nicht mehr so viel über meinen Körper nachdenken will. Mit Hilfe der Liste habe ich für mich überlegt, wie ich meine neugewonnene Freizeit noch besser gestalten kann. Ich habe mir zum Beispiel einen Massageroller gekauft und plane nun freitags nach meinem anstrengendsten Kurs immer ein Bad mit Massage ein. Ich hätte mir nie vorstellen können, dass ich das mal gerne mache, aber das ist richtig schön und entspannt mich nach dem anstrengenden Uni-Tag. Dann habe ich mir ein paar Pflanzen für die Wohnung und meinen Balkon gekauft. Zum einen sieht die Wohnung damit viel wohnlicher aus, zum anderen macht es mir Spaß, mich mit der Pflege der Pflanzen zu beschäftigen. Überhaupt bin ich viel aktiver geworden. Ich besuche einen Gitarrenkurs und manchmal, wenn ich mich langweile oder eine Lernpause mache, greife ich zur Gitarre und singe. Ich singe zwar nicht besonders gut, aber das ist mir egal – Hauptsache, es macht Spaß!

Nachdem Sie nun für sich die Liste angenehmer Aktivitäten durchgesehen und vielleicht sogar um ein paar Dinge ergänzt haben, überlegen Sie sich bitte, wie Sie welche Aktivitäten in Ihren Wochenplan einbauen möchten. Die Planung ist genauso wie bei Expositionsübungen notwendig, um im Alltagsleben überhaupt die Möglichkeit zu haben, Dinge zu verändern. Bestimmt kennen Sie es auch, dass Sie schon immer gern mit einem bestimmten Hobby beginnen wollten – wie zum

Beispiel einem Sprachkurs –, und es dann doch nur bei dem bloßen Gedanken geblieben ist. Das ist keine Überraschung, denn nur den wenigsten gelingt es, ohne offensichtliche Veränderungen im Alltag die ausgetretenen Pfade zu verlassen. Meistens kommt etwas dazwischen, was „wichtiger" ist. Daher möchten wir Ihnen auch hier vorschlagen, mit sich einen Vertrag abzuschließen (vgl. *Arbeitsblatt 18*): Sie sind es sich selbst wert, auch mal auszuspannen und sich schöne Dinge zu gönnen.

Bitte tragen Sie in den Vertrag ein, wann und was Sie an welchen Tagen machen möchten und versprechen Sie es sich sozusagen selbst.

Bei der Planung Ihrer angenehmen Tätigkeiten sollten Sie darauf achten, dass Sie sich ganz gezielt auf die positiven Empfindungen konzentrieren, die eine bestimmte Aktivität mit sich bringt, wie zum Beispiel das wohlige und entspannte Körperempfinden nach einem Saunabesuch oder das Wahrnehmen der verschiedenen Düfte in der Luft während eines gemütlichen Spaziergangs. Auch gilt es, bei der Planung ganz besonders auf das richtige Maß der jeweiligen Tätigkeit zu achten, d. h. wie viel Sie tun. Beim Sport wäre demzufolge ein Zuviel an Zeitinvestition und Ehrgeiz sehr ungünstig, weil Sie so die angenehmen Empfindungen sehr wahrscheinlich nicht spüren können. Sie sollten hierbei also darauf achten, eher „genussorientiert" zu trainieren, d. h. nicht aus dem Grund heraus, Ihren Körper zu „formen", sondern sich und dem Körper etwas Gutes zu tun.

Arbeitsblatt 18: „Ich verspreche mir“

Ich ________________________________ (Vor- und Nachname) verspreche hiermit, dass ich die folgenden positiven Aktivitäten an den geplanten Tagen durchführen werde.

____

Ort, Datum Unterschrift

Tag	Datum	Zeit	Ort	Vorhaben
1				
2				
3				
4				
5				
6				
7				

7 Ende gut, alles gut? – Rückfällen vorbeugen

Bislang haben Sie eine Menge neuer Dinge über sich und Ihren Körper gelernt. Sie haben sich wahrscheinlich viele Gedanken gemacht und neue Aspekte an sich bemerkt. In den verschiedenen Abschnitten haben Sie sich mit allen vier Komponenten des Körperbildes (Wahrnehmung, Gedanken, Gefühlen und Verhalten) vertraut gemacht und sich beispielsweise durch Spiegelübungen dem bisherigen „Feind“ langsam angenähert.

Sie haben durch die verschiedenen Übungen vielleicht ein neues Gefühl für Ihren Körper entwickelt, durch das Auseinandersetzen mit bisher vermiedenen Situationen neue Erfahrungen gemacht und alte Überzeugungen und Denkmuster fallen gelassen. Sicher gibt es mehrere solcher Situationen, die Sie vermieden haben und denen Sie sich jetzt langsam wieder aussetzen. Überprüfen Sie immer wieder, wie es Ihnen dabei geht, neue Gedanken in den Situationen zuzulassen, die Aufmerksamkeit weg von Ihrem Körper oder hin zu den positiven Aspekten Ihres Körper zu lenken und für neue Erlebnisse und Erfahrungen offen zu sein.

Vielleicht macht Ihnen diese Vorstellung Angst, vielleicht sind Sie aber auch ein bisschen neugierig darauf, sich weiter auszuprobieren. Wichtig ist, dass Sie sich immer wieder vor Augen führen, dass weiteres Vermeiden in jedem Fall nur dazu führt, dass Ihre alten Überzeugungen bestehen bleiben.

Wir haben dieses Buch mit der Frage „Wer schön sein will, muss leiden?“ begonnen. Unser Anliegen war es, Ihnen Wege aus dem Schlank- und Schönheitswahn hin zu einem positiven Körperbild aufzuzeigen. Vielleicht haben die verschiedenen Ansatzpunkte Ihnen dabei geholfen, Ihren Körper mehr zu akzeptieren. Wir hoffen, Sie dahin geführt zu haben, Ihr Selbstwertgefühl von allgemeinen Vorstellungen über Schönheit zu entkoppeln. Die Erfahrungen, die Sie im Laufe Ihres Lebens gemacht haben, sind dabei natürlich nicht so leicht abzuschütteln und Ihre Ängste mögen Ihnen nach wie vor wie ein kleines Teufelchen auf der Schulter sitzen und Ihnen ins Ohr flüstern. Vielleicht hat das Teufelchen manchmal Erfolg und es wird Tage geben, an denen Sie sich dick oder wertlos fühlen.

Es ist ganz natürlich, dass es solche Tage gibt. In diesen Momenten ist es daher gut, für Krisensituationen gewappnet zu sein. Nutzen Sie dann dieses Buch und die ausgefüllten Arbeitsblätter. Schauen Sie sich noch einmal an, was Sie Positives bei Ihren Übungen erlebt haben.

Zum Abschluss möchten wir Sie dazu auffordern, über die Dinge, die Sie über sich selbst erfahren haben, eine Liste zu erstellen. Natürlich sollten diese Dinge positiv sein, um Sie in schwierigen Momenten zu unterstützen und aufzubauen – quasi ein Rettungsschirm für Notsituationen.

Benutzen Sie dafür das *Arbeitsblatt 19.* Für manche Menschen ist es nicht leicht, eigene positive Eigenschaften zu finden oder zu benennen. Vielleicht fallen Ihnen drei positive Dinge ein, denen aber gleich zehn negative entgegenstehen. Nutzen Sie daher die Unterlagen aus den verschiedenen Kapiteln. Positive Eigenschaften können Fähigkeiten sein, Verhaltensweisen, Charakterzüge, Aussehen, körperliche Attribute und noch vieles mehr.

Arbeitsblatt 19: Was ich an mir mag ...

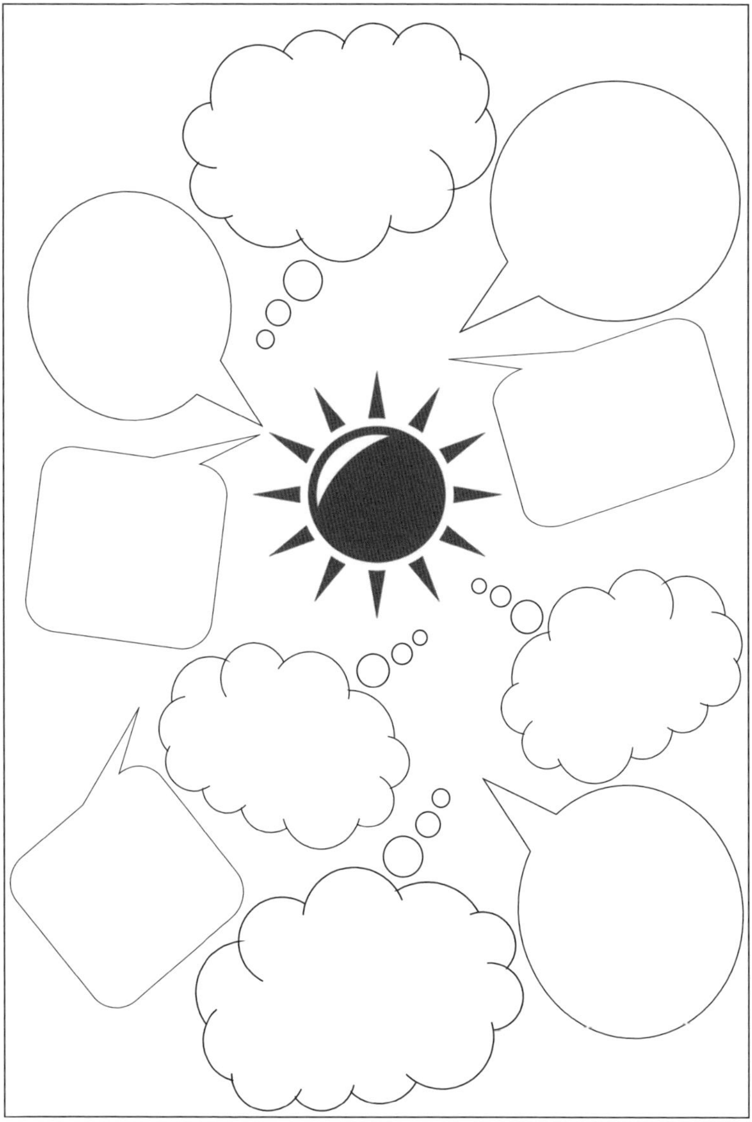

Für die Verhinderung von Rückfällen in alte Verhaltensmuster oder schnelle Hilfe, wenn es Ihnen schlecht geht, ist es wichtig, im Voraus zu planen und sich der möglichen Schwierigkeiten im Vorfeld bewusst zu sein – sozusagen den Fallschirm einzupacken, wenn Sie wissen, Sie werden in ein Flugzeug steigen.

Überlegen Sie sich daher im Voraus, ob in Ihrem Alltag (zum Beispiel in der nächsten Woche) Situationen auftreten können, die für Sie schwierig sind. Bereiten Sie sich auf diese Situationen vor. Überprüfen Sie Ihre Ängste. Überlegen Sie, welche Gedanken auftreten, wenn Sie sich die Situation vorstellen und woher diese Gedanken kommen. Versuchen Sie, wie in Kapitel 4 beschrieben, diese Gedanken zu überprüfen und eventuell positive oder neutrale Aspekte der Situation zu finden.

Fallbeispiel: Frau S.
Gestern kam ich in so eine Situation, die ich in mein Arbeitsblatt für Rückfallsituationen eingetragen hatte. Mein Freund hat eine kritische Bemerkung über meine Figur gemacht. Ich habe gleich wieder das Gefühl gehabt, dass ich dick, unattraktiv und nicht liebenswert bin. Und alles nur, weil er meinte, dass mir das Kleid nicht gut stehen würde. Ich bin ganz still geworden und hätte mich am liebsten sofort umgezogen. Das ging nicht so einfach, weil wir zum Essen verabredet waren und los mussten. Normalerweise hätte ich den ganzen Abend nichts gesagt und nur im Salat rumgestochert. Aber ich habe daran gedacht, dass das jetzt eine „Rückfallsituation" ist und ich mich meinen Ängsten stellen muss. Ich habe mir überlegt, was jetzt eigentlich gerade in meinem Kopf für ein Film abgelaufen ist – und zwar, dass mein Freund meinen Körper nicht mag, obwohl er nur gesagt hat, dass mir das Kleid nicht steht. Ich habe mir auf dem Weg zum Restaurant daher ein Herz gefasst und ihn gefragt, wie er das mit dem Kleid gemeint hatte. Er war ganz erstaunt und sagte, dass er findet, dass die graue Farbe mich so blass machen würde und er lieber bunte Sachen an mir sieht, weil das auch zu meinem frischen Typ passt. Ich war sehr erleichtert und dachte an mein Arbeitsblatt für Rückfälle, auf dem ich genau für so eine Situation notiert hatte: „Ruhe bewahren", „sich nicht zurückziehen", „mich jemandem anvertrauen" und „direkt nachfragen".

Machen Sie eine Liste mit diesen schwierigen Situationen und schreiben Sie mögliche Verhaltensweisen zur Lösung und Bewältigung dieser Situationen auf. Bitte nutzen Sie dazu *Arbeitsblatt 20*. Zum Beispiel könnten bisher vermiedene Orte oder Aktivitäten, die Sie eingeübt haben, unter erschwerten Bedingungen auf Sie zukommen (zum Beispiel statt alleine mit Freunden ins Schwimmbad gehen, zu einer Dinner-Party eingeladen sein). Überlegen Sie, wie in Kapitel 4 beschrieben, wie Sie diese schwierige Situationen bewältigen können.

Nun müssten Sie für Krisensituationen gut gewappnet sein. Zum Abschluss noch eine kleine Übung, um mögliche Unterschiede zwischen dem Beginn der Übungen und dem jetzigen Stand deutlicher zu machen:

Übung: „Wunder geschehen immer wieder“

Stellen Sie sich vor, Sie wachen morgens auf und sind genauso, wie Sie immer sein wollten (z.B. dünn, schön ...). Wie fühlen Sie sich? Was tun Sie? Wie verläuft Ihr Tag? Was ziehen Sie an? Wie reagieren die anderen Menschen auf Sie? Wie reagieren Sie auf die anderen Menschen?

Arbeitsblatt 20: Rückfallsituationen

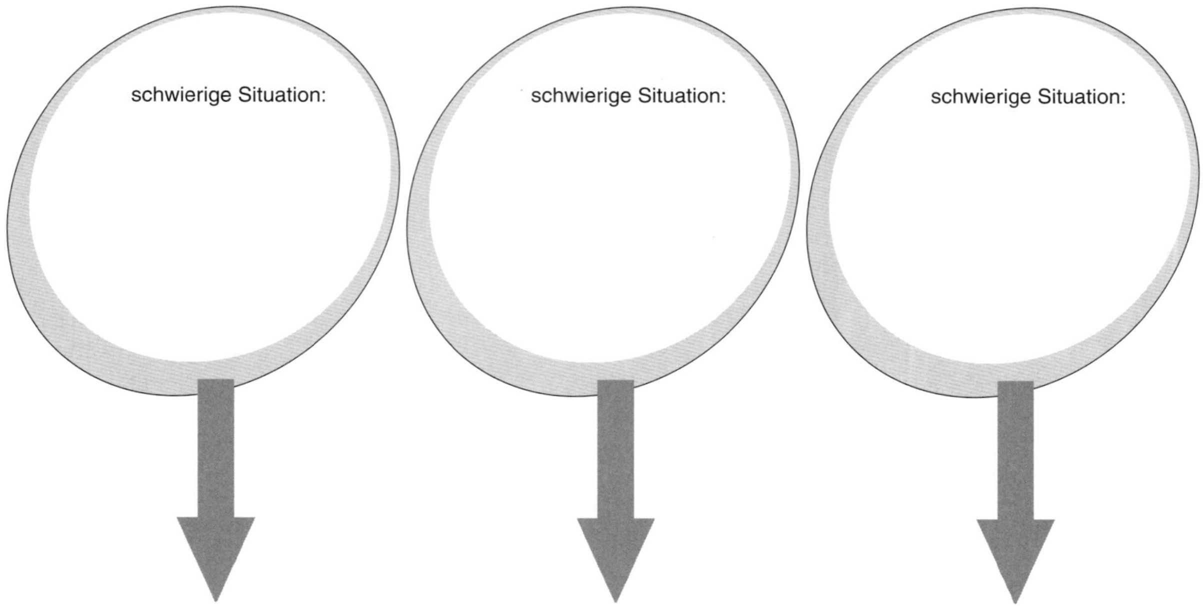

Mögliche alternative Verhaltensweisen:

Mögliche alternative Verhaltensweisen:

Mögliche alternative Verhaltensweisen:

Bitte tragen Sie die Beobachtungen, die Sie während der Vorstellungsübung gemacht haben, in folgendem Kasten ein.

Übung: Fragen zur Übung „Wunder geschehen immer wieder“

Wie haben Sie sich in Ihrer Vorstellung gefühlt?

____

____

____

Was haben Sie getan?

____

____

____

Wie ist Ihr Tag verlaufen?

____

____

____

Welche Kleidung hatten Sie an?

____

____

____

Wie haben die anderen Menschen auf Sie reagiert?

____

____

____

Was macht den Unterschied zu Ihrem jetzigen Zustand aus? Können Sie sich – auch ohne dieses vorgestellte Ideal tatsächlich zu erfüllen – so wie in der Vorstellung verhalten? Sind die anderen Menschen Ihnen gegenüber wirklich so anders als sonst? Versuchen Sie einmal, sich einen Tag lang so zu verhalten wie in Ihrer Idealvorstellung. Erreichen Sie trotz Ihres normalen Aussehens ähnliche Effekte? Die Übung soll Ihnen noch einmal verdeutlichen, dass Sie all die Dinge tun können, die Sie möchten, auch ohne sich dem Schönheitsideal zu unterwerfen.

Noch einige Tipps, wie Sie sich im Alltag gegen Ihr „Teufelchen" immunisieren können: Setzen Sie sich zum Beispiel in ein Café und beobachten Sie andere Frauen. Welche gefällt Ihnen, ohne besonders schlank zu sein? Was macht diese Frau attraktiv und anziehend?

Wenn Sie Attraktivität von einem anderen Blickwinkel aus sehen können, dann ist die Beantwortung dieser Fragen gar nicht mehr so bedeutsam. Es ist wichtig, dass Sie sich darüber bewusst werden, was für ein Mensch in Ihrem Körper steckt und was dieser Mensch gern möchte. Entdecken Sie, was Ihnen Spaß macht, was Sie zufrieden macht und erfüllt, auch wenn es nicht immer den Erwartungen der anderen entspricht.

Stellen Sie Ihre eigenen Regeln auf, fordern Sie ein, was Ihnen wichtig ist und sagen Sie klar und deutlich, was Sie nicht wollen. Verschaffen Sie sich Erfolgserlebnisse. Das Leben wird nicht erst nach der nächsten Diät besser! Gewöhnen Sie sich ab, um jeden Preis gefallen zu wollen. Lernen Sie, mit Kritik umzugehen. Sie brauchen keine Angst davor zu haben – niemand ist perfekt. Sie werden aus Ihren Fehlern und Schwächen lernen. Nutzen Sie Ihre Energie für Ihre Ziele, nicht für die Ziele anderer.

Es ist sicher nicht einfach, gegen alte Gewohnheiten anzugehen und zu versuchen, sich selbst gewahr zu werden. Aber Sie werden merken: Wenn Sie etwas für sich tun, fühlen Sie sich Schritt für Schritt besser damit.

„Ihr Selbstwert kann nicht durch andere bestätigt werden.
Sie sind wertvoll, wenn Sie selbst behaupten, dass es so ist.
Von anderen abhängiger Wert ist Fremd-Wert."

(Dyer, 2013).

Anhang

Weiterführende Literatur

Essstörungen

Gerlinghoff, M., Backmund, H. & Mai, N. (2001). *Magersucht und Bulimie – verstehen und bewältigen.* Weinheim: Beltz.
Treasure, J. & Alexander, J. (2012). *Gemeinsam die Magersucht besiegen: Ein Leitfaden für Betroffene, Freunde und Angehörige.* Weinheim: Beltz.
Schmidt, U. & Treasure, J. (2011). *Die Bulimie besiegen: Ein Selbsthilfe-Programm.* Weinheim: Beltz.

Schönheit und Körper

Drolshagen, E. (2000). *Des Körpers neue Kleider. Die Herstellung weiblicher Schönheit.* Frankfurt: Fischer.
Sonnenmoser, M. (2012). *Echt schön! Wie Sie mit Ihrem Körper Freundschaft schließen.* Mannheim: Patmos.

Selbstbewusstsein

Benard, C. & Schlaffer, E. (2000). *Wie aus Mädchen tolle Frauen werden. Selbstbewusstsein jenseits aller Klischees.* München: Heyne.
Wardetzki, B. (2014). *Souverän und selbstbewusst: Der gelassene Umgang mit Selbstzweifeln.* München: Kösel.
Dyer, W.W. (2013). *Der wunde Punkt.* Reinbeck: Rowohlt.
Ehrhardt, U. (2000). *Brave Mädchen kommen in den Himmel, böse überall hin. Warum Bravsein uns nicht weiterbringt.* Frankfurt: Fischer.
Watzlawik, P. (2003). *Anleitung zum Unglücklichsein.* München: Piper.

Biografien

Biermann, B. (2013). *Engel haben keinen Hunger. Katrin L. – Die Geschichte einer Magersucht.* Weinheim: Beltz & Gelberg.
Fechner, A. (2012). *Hungrige Zeiten: Überleben mit Magersucht und Bulimie.* München: Verlag C.H. Beck.

Zitierte Literatur

American Psychiatric Association/Falkai et al. (2015). *Diagnostisches und Statistisches Manual Psychischer Störungen* (DSM-5®). Göttingen: Hogrefe.

Becker, A.E., Burwell, R.A., Gilman, S.E., Herzog, D.B. & Hamburg, P. (2002). Eating behaviours and attitudes following prolonged exposure to television among ethnic Fijian adolescent girls. *British Journal of Psychiatry, 180,* 509–514. http://doi.org/10.1192/bjp.180.6.509

Böse, R. (2002). *Body-Image-Therapie bei Anorexia nervosa. Eine kontrollierte Studie*. Theorie und Forschung, *Bd. 751*, Psychologie, *Bd. 231*. Regensburg: Roederer.

Carter, F.A., Bulik, C.M., Lawson, R.H., Sullivan, P.F. & Wilson, J.S. (1996). Effect of mood and food cues on body image in women with bulimia and controls. *International Journal of Eating Disorders, 20*(1), 65–76. http://doi.org/10.1002/(SICI)1098-108X(199607)20:1<65::AID-EAT8>3.0.CO;2-2

Currie, T.E. & Little, A.C. (2009). The relative importance of the face and body in judgements of human physical attractiveness. *Evolution and Human Behavior, 30,* 409–416. http://doi.org/10.1016/j.evolhumbehav.2009.06.005

Drolshagen, E.D. (2000). *Des Körpers neue Kleider. Die Herstellung weiblicher Schönheit*. Frankfurt: Fischer.

Dyer, W.W. (2013). *Der wunde Punkt*. Reinbeck: Rowohlt.

Fardouly, J., Diedrichs, P.C., Vartanian, L.R. & Halliwell, E. (2015). Social comparisons on social media: The impact of Facebook on young women's body image concerns and mood. *Body Image, 13,* 38–45. http://doi.org/10.1016/j.bodyim.2014.12.002

Freedman, R. (2002). *Bodylove. Learning to Like Our Looks and Ourselves: A Practical Guide for Women*. Carlsbad: Gurze Books.

Furnham, A., Mistry, D. & McClelland, A. (2004). The influence of age of the face and the waist to hip ratio on judgements of female attractiveness and traits. *Personality and Individual Differences, 36* (5), 1171–1185. http://doi.org/10.1016/S0191-8869(03)00209-5

Hassebrauck, M. & Küpper, B. (2003). *Warum wir aufeinander fliegen. Die Gesetze der Partnerwahl.* Berlin: Rowohlt.

Jacobi, C., Paul, T. & Thiel, A. (2004). *Essstörungen*. Göttingen: Hogrefe.

Luff, G.M. & Gray, J.J. (2009). Complex messages regarding a thin ideal appearing in teenager girl's magazines from 1956 to 2005. *Body Image, 6,* 133–136. http://doi.org/10.1016/j.bodyim.2009.01.004

Singh, D. (1993). Adaptive Significance of Female Physical Attractiveness: Role of Waist-to-Hip Ratio. *Journal of Personality and Social Psychology, 65* (2), 293–307. http://doi.org/10.1037/0022-3514.65.2.293

Steins, G. (2007). *Sozialpsychologie des Körpers: wie wir unseren Körper erleben.* Stuttgart: Kohlhammer.

Stice, E. (1994). Review of the evidence for a sociocultural model of bulimia nervosa and an exploration on the mechanisms of action. *Clinical Psychology Review, 14,* 633–661. http://doi.org/10.1016/0272-7358(94)90002-7

Stice, E. & Shaw, H.E. (2002). Role of body dissatisfaction in the onset and maintenance of eating pathology. A synthesis of research findings. *Journal of psychosomatic Research, 53,* 985–993. http://doi.org/10.1016/S0022-3999(02)00488-9

Swami, V., Frederick, D.A., Aavik, T., Alcalay, L., Allik, J., Anderson, D. et al. (2010). The Attractive Female Body Weight and Female Body Dissatisfaction in 23 Countries Across 10 World Regions: Results of the International Body Project I. *Personality and Social Psychology Bulletin, 36,* 309-325. http://doi.org/10.1177/0146167209359702

Sypeck, M.F., Gray, J.J. & Ahrens, A.H. (2004). No Longer Just a Pretty Face: Fashion Magazines' Depictions of Ideal Female Beauty from 1959 to 1999. *International Journal of Eating Disorders, 36,* 342–347. http://doi.org/10.1002/eat.20039

Tiggemann, M. & McGill, B. (2004). The role of social comparison in the effect of magazine advertisements on women's mood and body dissatisfaction. *Journal of Social and Clinical Psychology, 23* (1), 23–44. http://doi.org/10.1521/jscp.23.1.23.26991

Tiggemann, M. & Slater, A. (2013). NetGirls: The Internet, Facebook, and body image concern in adolescent girls. *International Journal of Eating Disorders, 46,* 630–634. http://doi.org/10.1002/eat.22141

Tiggemann, M. & Slater, A. (2014). NetTweens: The Internet and body image concerns in preteenage girls. *Journal of Early Adolescence, 34,* 606–620. http://doi.org/10.1177/0272431613501083

Tuschen-Caffier, B. & Florin, I. (2002). *Teufelskreis Bulimie. Ein Manual zur psychologischen Therapie*. Göttingen: Hogrefe.

Tuschen-Caffier, B., Vögele, C., Bracht, S. & Hilbert, A. (2003). Psychological responses to body shape exposure in patients with bulimia nervosa. *Behaviour Research and Therapy, 41,* 573–586. http://doi.org/10.1016/S0005-7967(02)00030-X

Vocks, S. & Legenbauer, T. (2010). *Körperbildtherapie bei Anorexia und Bulimia nervosa. Ein kognitiv-verhaltenstherapeutisches Behandlungsmanual.* Göttingen: Hogrefe.

Vocks, S., Legenbauer, T., Rüddel, H. & Troje, N.F. (2007). Static and dynamic body image in bulimia nervosa: Mental representation of body dimendions and biological motion patterns. *International Journal of Eating Disorders, 40*, 59–66.

Wade, T.J. & Cooper, M. (1999). Sex differences in the links between attractiveness, self-esteem and the body. *Personality and Individual Differences, 27,* 1047–1056. http://doi.org/10.1016/S0191-8869(99)00043-4

Watzlawick, P. (2005). *Anleitung zum Unglücklichsein.* München: Piper.

Weeden, J. & Sabini, J. (2005). Physical Attractiveness and Health in Western Societies: A Review. *Psychological Bulletin, 131,* 635–653. http://doi.org/10.1037/0033-2909.131.5.635

Wilken, B. (2006). *Methoden der Kognitiven Umstrukturierung.* Stuttgart: Kohlhammer.

Yamamiya, Y., Cash, T.F., Melnyk, S.E., Posavac, H.D. & Posavac, S.S. (2005). Women's exposure to thin-and-beautiful media images: body image effects of media-ideal internalization and impact-reduction interventions. *Body Image, 2,* 74–80. http://doi.org/10.1016/j.bodyim.2004.11.001

Yates, W.R. (1992). Weight factors in normal weight bulimia nervosa: a controlled family study. *International Journal of Eating Disorders, 11* (3), 227–234. http://doi.org/10.1002/1098-108X(199204)11:3<227::AID-EAT2260110305>3.0.CO;2-X

Internetlinks

1. **www.bzga-essstoerungen.de**
   Die Bundeszentrale für Gesundheit und gesundheitliche Aufklärung (BZgA) informiert über Essstörungen (Anorexie, Bulimie, Binge Eating) und richtet sich an Betroffene, Eltern und auch Lehr- und Mittlerkräfte, bietet Informationsmaterial, Telefonberatung, weiterführende Links und Literaturtipps.

2. **www.anad-pathways.de**
   Umfangreiche Informationen über verschiedene Formen von Essstörungen, Hilfe und Tipps für Betroffene, Angehörige und Professionelle; Seminare und Fortbildungen; Beratungsangebot und therapeutisch betreute Wohngruppen für Menschen mit Essstörungen.

3. **www.ab-server.de**
   Ein Forschungs- und Informationsserver zu Anorexie und Bulimie. Verzeichnis von Beratungsstellen, Selbsthilfegruppen, Vereinen, Therapie- und Forschungseinrichtungen, Telefon- und Online-Beratung, Diskussionsforum für Betroffene und Angehörige, Forschungsprojekte und -ergebnisse, Tagungen und Weiterbildungen.

4. **www.hungrig-online.de**
   Die gemeinsame Kommunikationsplattform von magersucht-online.de und bulimie-online.de. Ausführliche Informationen zu Anorexie und Bulimie, umfangreiches Verzeichnis von Selbsthilfegruppen, Beratungsstellen und Kliniken in Deutschland, Österreich und der Schweiz.

5. **www.magersucht.de**
   magersucht.de ist ein gemeinnütziger Verein und ein rein ehrenamtliches Projekt. Hilfe zur Selbsthilfe für Betroffene und Angehörige. Informationen rund um die Krankheit, Austauschplattform für Betroffene.

6. **www.essstoerungen-frankfurt.de**
Die Internetseite des Frankfurter Zentrums für Essstörungen bietet allgemeine Informationen über Essstörungen und Beratungs- und Therapiemöglichkeiten. Zusätzlich Informationen über Fortbildungsveranstaltungen.

7. **www.essfrust.de**
Online-Beratung des Frankfurter Zentrums für Essstörungen. E-Mail-, Einzelchat- und Gruppenberatung für Betroffene und Angehörige.

8. **www.cinderella-rat-bei-essstoerungen.de**
Internetseite der Beratungsstelle des Aktionskreises für Ess- und Magersucht e.V. Informationen zu verschiedenen Formen von Essstörungen, Checkliste, Online-Beratung, Material zum Download.

9. **www.ess-stoerungen.net**
Informationen zu Essstörungen, Therapie- und Hilfemöglichkeiten für Betroffene.

10. **www.oa-deutschland.de**
Overeaters Anonymous, gemeinnützige Interessengemeinschaft für Menschen, die unter zwanghaftem Essen leiden. Informationen, Austausch von Betroffenen.

11. **www.sehnsuchtshunger.de**
Binge Eating-Forum mit zusätzlichen Links z. B. zu Kliniken oder Websites Betroffener, Literaturtipps und Informationslexikon zur Erklärung von Fachbegriffen.

12. **www.waswiressen.de**
Informationen über Lebensmittel und Ernährung, Foren, Ernährungstipps und Rezepte, empfohlen von der BZgA.

13. www.bundesfachverbandessstoerungen.de
Bundesweiter Zusammenschluss von Beratungs- und Therapieeinrichtungen, psychosomatischen Kliniken und psychotherapeutischen Praxen für Essstörungen.

14. www.dgess.de
Deutsche Gesellschaft für Essstörungen e.V., Vernetzung und Förderung von Prävention, Früherkennung, Diagnostik und Therapie von Essstörungen.

Größe (m)	BMI 14-20												Normalgewicht:			
	14,0	14,5	15,0	15,5	16,0	16,5	17,0	17,5	18,0	18,5	19,0	19,5	20,0	20,5	21,0	21,5
1,50	31,5	32,6	33,8	34,9	36,0	37,1	38,3	39,4	40,5	41,6	42,8	43,9	45,0	46,1	47,3	48,4
1,51	31,9	33,1	34,2	35,3	36,5	37,6	38,8	39,9	41,0	42,2	43,3	44,5	45,6	46,7	47,9	49,0
1,52	32,3	33,5	34,7	35,8	37,0	38,1	39,3	40,4	41,6	42,7	43,9	45,1	46,2	47,4	48,5	49,7
1,53	32,8	33,9	35,1	36,3	37,5	38,6	39,8	41,0	42,1	43,3	44,5	45,6	46,8	48,0	49,2	50,3
1,54	33,2	34,4	35,6	36,8	37,9	39,1	40,3	41,5	42,7	43,9	45,1	46,2	47,4	48,6	49,8	51,0
1,55	33,6	34,8	36,0	37,2	38,4	39,6	40,8	42,0	43,2	44,4	45,6	46,8	48,1	49,3	50,5	51,7
1,56	34,1	35,3	36,5	37,7	38,9	40,2	41,4	42,6	43,8	45,0	46,2	47,5	48,7	49,9	51,1	52,3
1,57	34,5	35,7	37,0	38,2	39,4	40,7	41,9	43,1	44,4	45,6	46,8	48,1	49,3	50,5	51,8	53,0
1,58	34,9	36,2	37,4	38,7	39,9	41,2	42,4	43,7	44,9	46,2	47,4	48,7	49,9	51,2	52,4	53,7
1,59	35,4	36,7	37,9	39,2	40,4	41,7	43,0	44,2	45,5	46,8	48,0	49,3	50,6	51,8	53,1	54,4
1,60	35,8	37,1	38,4	39,7	41,0	42,2	43,5	44,8	46,1	47,4	48,6	49,9	51,2	52,5	53,8	55,0
1,61	36,3	37,6	38,9	40,2	41,5	42,8	44,1	45,4	46,7	48,0	49,2	50,5	51,8	53,1	54,4	55,7
1,62	36,7	38,1	39,4	40,7	42,0	43,3	44,6	45,9	47,2	48,6	49,9	51,2	52,5	53,8	55,1	56,4
1,63	37,2	38,5	39,9	41,2	42,5	43,8	45,2	46,5	47,8	49,2	50,5	51,8	53,1	54,5	55,8	57,1
1,64	37,7	39,0	40,3	41,7	43,0	44,4	45,7	47,1	48,4	49,8	51,1	52,4	53,8	55,1	56,5	57,8
1,65	38,1	39,5	40,8	42,2	43,6	44,9	46,3	47,6	49,0	50,4	51,7	53,1	54,5	55,8	57,2	58,5
1,66	38,6	40,0	41,3	42,7	44,1	45,5	46,8	48,2	49,6	51,1	52,4	53,7	55,1	56,5	57,9	59,2
1,67	39,0	40,4	41,8	43,2	44,6	46,0	47,4	48,8	50,2	51,6	53,0	54,4	55,8	57,2	58,6	60,0
1,68	39,5	40,9	42,3	43,7	45,2	46,6	48,0	49,4	50,8	52,2	53,6	55,0	56,4	57,9	59,3	60,7
1,69	40,0	41,4	42,8	44,3	45,7	47,1	48,6	50,0	51,4	52,8	54,3	55,7	57,1	58,6	60,0	61,4
1,70	40,5	41,9	43,4	44,8	46,2	47,7	49,1	50,6	52,0	53,5	54,9	56,4	57,8	59,2	60,7	62,1
1,71	40,9	42,4	43,9	45,3	46,8	48,2	49,7	51,2	52,6	54,1	55,6	57,0	58,5	59,9	61,4	62,9
1,72	41,1	42,9	44,4	45,9	47,3	48,8	50,3	51,8	53,3	54,7	56,2	57,7	59,2	60,6	62,1	63,6
1,73	41,9	43,3	44,9	46,4	47,9	49,4	50,9	52,4	53,9	55,4	56,9	58,4	59,9	61,4	62,9	64,3
1,74	42,4	43,9	45,4	46,9	48,4	50,0	51,5	53,0	54,5	56,0	57,5	59,0	60,6	62,1	63,6	65,1
1,75	42,9	44,4	45,9	47,5	49,0	50,5	52,1	53,6	55,1	56,7	58,2	59,7	61,3	62,8	64,3	65,8
1,76	43,4	44,9	46,5	48,0	49,6	51,1	52,7	54,2	55,8	57,3	58,9	60,4	62,0	63,5	65,0	66,6
1,77	43,9	45,4	47,0	48,6	50,1	51,7	53,3	54,8	56,4	58,0	59,5	61,1	62,7	64,2	65,8	67,4
1,78	44,4	45,9	47,5	49,1	50,7	52,3	53,9	55,4	57,0	58,6	60,2	61,8	63,4	65,0	66,5	68,1
1,79	44,9	46,5	48,1	49,7	51,3	52,9	54,5	56,1	57,7	59,3	60,9	62,5	64,1	65,7	67,3	68,9
1,80	45,4	47,0	48,6	50,2	51,8	53,5	55,1	56,7	58,3	59,9	61,6	63,2	64,8	66,4	68,0	69,7
1,81	45,9	47,5	49,1	50,8	52,4	54,1	55,7	57,3	59,0	60,6	62,2	63,9	65,5	67,2	68,8	70,4
1,82	46,4	48,0	49,7	51,3	53,0	54,7	56,3	58,0	59,6	61,3	62,9	64,6	66,2	67,9	69,9	71,2
1,83	46,9	48,6	50,2	51,9	53,6	55,3	56,9	58,6	60,3	62,0	63,6	65,3	67,0	68,7	70,3	72,0
1,84	47,4	49,1	50,8	52,5	54,2	55,9	57,6	59,2	60,9	62,6	64,3	66,0	67,7	69,4	71,1	72,8
1,85	47,9	49,6	51,3	53,0	54,8	56,5	58,2	59,9	61,6	63,3	65,0	66,7	68,5	70,2	71,9	73,6

BMI 20-25						BMI 25-30										
22,0	**22,5**	**23,0**	**23,5**	**24,0**	**24,5**	**25,0**	**25,5**	**26,0**	**26,5**	**27,0**	**27,5**	**28,0**	**28,5**	**29,0**	**29,5**	**30,0**
49,5	50,6	51,8	52,9	54,0	55,1	56,3	57,4	58,5	59,6	60,8	61,9	63,0	64,1	65,3	66,4	67,5
50,2	51,3	52,4	53,6	54,7	55,9	57,0	58,1	59,3	60,4	61,6	62,7	63,8	65,0	66,1	67,3	68,4
50,8	52,0	53,1	54,3	55,4	56,6	57,8	58,9	60,1	61,2	62,4	63,5	64,7	65,8	67,0	68,2	69,3
51,5	52,7	53,8	55,0	56,2	57,4	58,5	59,7	60,9	62,0	63,2	64,4	65,5	66,7	67,9	69,1	70,2
52,2	53,4	54,5	55,7	56,9	58,1	59,3	60,5	61,7	62,8	64,0	65,2	66,4	67,6	68,8	70,0	71,1
52,9	54,1	55,3	56,5	57,7	58,9	60,1	61,3	62,5	63,7	64,9	66,1	67,3	68,5	69,7	70,9	72,1
53,5	54,8	56,0	57,2	58,4	59,6	60,8	62,1	63,3	64,5	65,7	66,9	68,1	69,4	70,6	71,8	73,0
54,2	55,5	56,7	57,9	59,2	60,4	61,6	62,9	64,1	65,3	66,6	67,8	69,0	70,2	71,5	72,7	73,9
54,9	56,2	57,4	58,7	59,9	61,2	62,4	63,7	64,9	66,2	67,4	68,7	69,9	71,1	72,4	73,6	74,9
55,6	56,9	58,1	59,4	60,7	61,9	63,2	64,5	65,7	67,0	68,3	69,5	70,8	72,1	73,3	74,6	75,8
56,3	57,6	58,9	60,2	61,4	62,7	64,0	65,3	66,6	67,8	69,1	70,4	71,7	73,0	74,2	75,5	76,8
57,0	58,3	59,6	60,9	62,2	63,5	64,8	66,1	67,4	68,7	70,0	71,3	72,6	73,9	75,2	76,5	77,8
57,7	59,0	60,4	61,7	63,0	64,3	65,6	66,9	68,2	69,5	70,9	72,2	73,5	74,8	76,1	77,4	78,7
58,5	59,8	61,1	62,4	63,8	65,1	66,4	67,8	69,1	70,4	71,7	73,1	74,4	75,7	77,1	78,4	79,7
59,2	60,5	61,9	63,2	64,6	65,9	67,2	68,6	69,9	71,3	72,6	74,0	75,3	76,7	78,0	79,3	80,7
59,9	61,3	62,6	64,0	65,3	66,7	68,1	69,4	70,8	72,1	73,5	74,9	76,2	77,6	79,0	80,3	81,7
60,6	62,0	63,4	64,8	66,1	67,5	68,9	70,3	71,6	73,0	74,4	75,8	77,2	78,5	79,9	81,3	82,7
61,4	62,8	64,1	65,5	66,9	68,3	69,7	71,1	72,5	73,9	75,3	76,7	78,1	79,5	80,9	82,3	83,7
62,1	63,5	64,9	66,3	67,7	69,1	70,6	72,0	73,4	74,8	76,2	77,6	79,0	80,4	81,8	83,3	84,7
62,8	64,3	65,7	67,1	68,5	70,0	71,4	72,8	74,3	75,7	77,1	78,5	80,0	81,4	82,8	84,3	85,7
63,6	65,0	66,5	67,9	69,4	70,8	72,3	73,7	75,1	76,6	78,0	79,5	80,9	82,4	83,8	85,3	86,7
64,3	65,8	67,3	68,7	70,2	71,6	73,1	74,6	76,0	77,5	79,0	80,4	81,9	83,3	84,8	86,3	87,7
65,1	66,6	68,0	69,5	71,0	72,5	74,0	75,4	76,9	78,4	79,9	81,4	82,8	84,3	85,8	87,3	88,8
65,8	67,3	68,8	70,3	71,8	73,3	74,8	76,3	77,8	79,3	80,8	82,3	83,8	85,3	86,8	88,3	89,9
66,6	68,1	69,6	71,1	72,7	74,2	75,7	77,2	78,7	80,2	81,7	83,3	84,8	86,3	87,8	89,3	90,8
67,4	68,9	70,4	72,0	73,5	75,0	76,6	78,1	79,6	81,2	82,7	84,2	85,8	87,3	88,8	90,3	91,9
68,1	69,7	71,2	72,8	74,3	75,9	77,4	79,0	80,5	82,1	83,6	85,2	86,7	88,3	89,9	91,4	92,9
68,9	70,5	72,1	73,6	75,2	76,8	78,3	79,9	81,5	83,0	84,6	86,2	87,7	89,3	90,9	92,4	94,0
69,7	71,3	72,9	74,5	76,0	77,6	79,2	80,8	82,4	84,0	85,5	87,1	88,7	90,3	91,9	93,5	95,1
70,5	72,1	73,7	75,3	76,9	78,5	80,1	81,7	83,3	84,9	86,5	88,1	89,7	91,3	92,9	94,5	96,1
71,3	72,9	74,5	76,1	77,8	79,4	81,0	82,6	84,2	85,9	87,5	89,1	90,7	92,3	94,0	95,6	97,2
72,1	73,7	75,4	77,0	78,6	80,3	81,9	83,5	85,2	86,8	88,5	90,1	91,7	93,4	95,0	96,6	98,3
72,9	74,5	76,2	77,8	79,5	81,2	82,8	84,5	86,1	87,8	89,4	91,1	92,7	94,4	96,1	97,7	99,4
73,7	75,4	77,0	78,7	80,4	82,0	83,7	85,4	87,1	88,7	90,4	92,1	93,8	95,4	97,1	98,8	100,5
74,5	76,2	77,9	79,6	81,3	82,9	84,6	86,3	88,0	89,7	91,4	93,1	94,8	96,5	98,2	99,9	101,6
75,3	77,0	78,7	80,4	82,1	83,9	85,6	87,3	89,0	90,7	92,4	94,1	95,8	97,5	99,3	101,0	102,7

Bildnachweis

Seite 40, Abbildung 6 (© olly; Photo-maxx; Karin & Uwe Annas; RPM; ZoomTeam; Dron – Fotolia.com)

Buchtipps

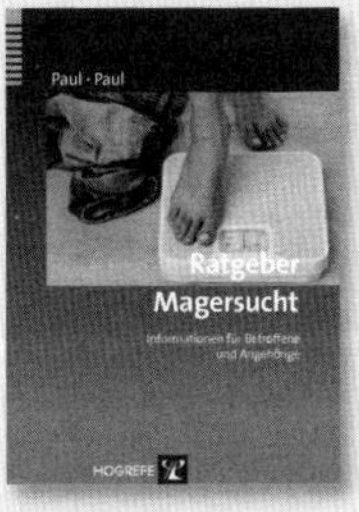

Thomas Paul / Ursula Paul

Ratgeber Magersucht

Informationen für Betroffene und Angehörige

(Ratgeber zur Reihe: „Fortschritte der Psychotherapie“, Band 17). 2008, 62 Seiten, Kleinformat, € 8,95 / CHF 13,50
ISBN 978-3-8017-2195-4
Auch als E-Book erhältlich

Der Ratgeber bietet zahlreiche Informationen zu den Symptomen und zur Entstehung von Magersucht, er zeigt Behandlungsmöglichkeiten auf und gibt Tipps, wo Betroffene und Angehörige Hilfe finden können.

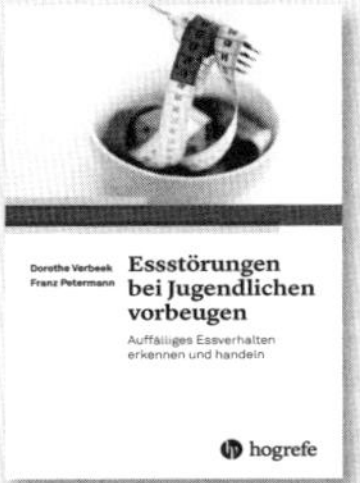

Dorothe Verbeek
Franz Petermann

Essstörungen bei Jugendlichen vorbeugen

Auffälliges Essverhalten erkennen und handeln

2015, 132 Seiten, Kleinformat, € 16,95 / CHF 21,90
ISBN 978-3-8017-2683-6
Auch als E-Book erhältlich

Das Buch beschreibt, wie auffälliges Essverhalten bei Jugendlichen frühzeitig erkannt werden kann und welche Hilfsmöglichkeiten es gibt, um Essstörungen vorzubeugen.

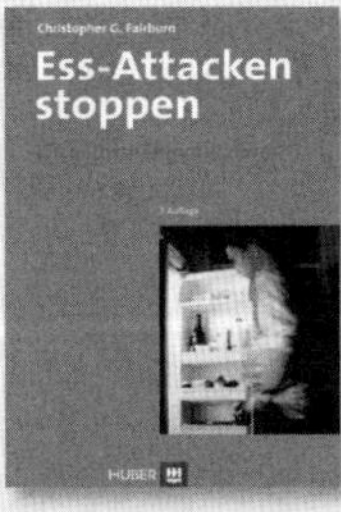

Christopher G. Fairburn

Ess-Attacken stoppen

Ein Selbsthilfeprogramm

2., unveränd. Auflage 2006, 251 Seiten, € 19,95 / CHF 32,–
ISBN 978-3-456-84362-9
Auch als E-Book erhältlich

Dieses Selbsthilfeprogramm hat das Ziel, krankhafte Essattacken zu erkennen, zu stoppen und dauerhaft abzuwehren. Es führt zu einem gesünderen Essverhalten zurück.

www.hogrefe.de

hogrefe